Andreas Bredenkamp

Doping im Bodybuilding

Eine wissenschaftliche Untersuchung zur Wirksamkeit von Eiweißpräparaten und Anabolika

Fitness Contur Verlag 2000

ISBN-3-9281848-05-2

Grundlegend überarbeitete und veränderte Auflage des Buches *Bodybuilding – Eiweiß/Anabolika*, Bünde 1985

Satz und Layout Art Bureau Felicetti, Bünde
Umschlaggestaltung Kirsten Foerster, Düsseldorf
Andreas Bredenkamp, Bünde
Coverfoto Paul Jean-Guilleaume
Fotos Fotostudio Tiemann, Bielefeld
Lithos D & D, Bad Oeynhausen; Ellmer, Bad Salzuflen; Weller, Bünde
Druck Rhode Druck GmbH, Marienfeld

Bodybuilding

Zur Effizienz von Eiweisspräparaten und anabolen Steroiden im Kraftsport

Hausarbeit der Fachprüfung für das Lehramt der
Sekundarstufe II
dem Wissenschaftlichen Prüfungsamt Münster
vorgelegt
von
Andreas Bredenkamp
Berichterstatter Prof. Dr. Eberhard Zipf
Münster 1985

„Dear Andreas, several times we have discussed the different possibilities of training and nutrition. I believe that your ways of contest preparation, basing on scientific knowledge and your own experiences, must be very effective. Therefore I have decided to copy your pattern of contest-preparation for the Mr. Olympia contest 1985 hoping to reach the best shape possible."
Tony Pearson

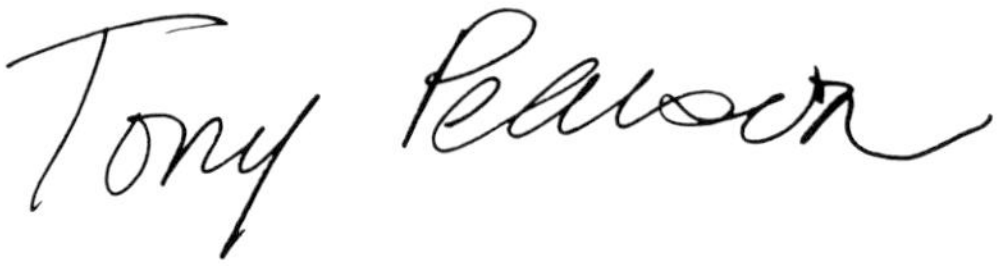

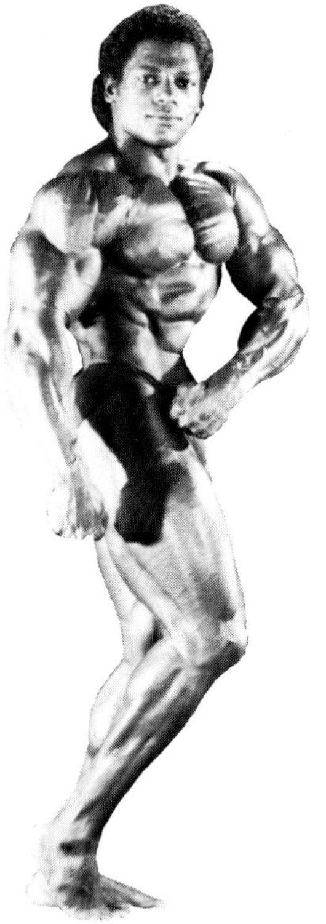

Lieber Andreas, wir haben uns oft über die unterschiedlichen Trainings- und Ernährungsmöglichkeiten unterhalten. Ich glaube, daß Deine Art der Wettkampfvorbereitung, basierend auf wissenschaftlichen Erkenntnissen und Deinen eigenen Erfahrungen, sehr effektiv ist. Deshalb habe ich mich entschlossen, Deine Wettkampfvorbereitung für die Mr.-Olympia-Wahl 1985 zu übernehmen und hoffe, daß ich die bestmögliche Form erreichen werde.

Tony Pearson

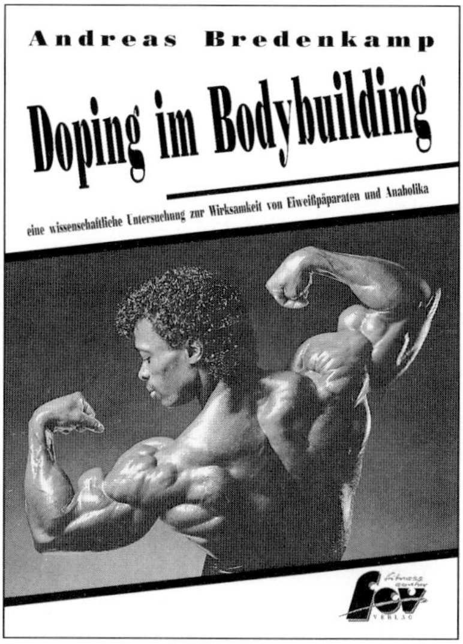

Coverfoto:

Paul Jean-Guilleaume.

Ein Sportler, der durch viele freiwillige Dopingtests immer wieder unter Beweis gestellt hat, welche Leistungen auch ohne Anabolika möglich sind.

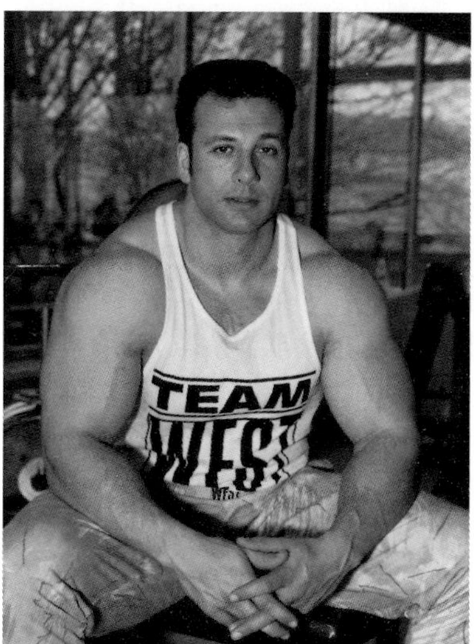

Bei Michael Brügger bedanke ich mich für die Trainingsaufnahmen. Michael ist 2facher Weltmeister im Kraftdreikampf. Seine Bestleistung in der Kniebeuge beträgt 370 kg, im Bankdrücken 280 kg, im Kreuzheben 372,5 kg.

Mein besonderer Dank gilt

Herrn Professor Zipf für die Überlassung des Themas.

Des weiteren bedanke ich mich bei Herrn Professor Niermann für die Genehmigung der Hormonanalysen,

bei den Mitarbeitern des Sportmedizinischen Instituts Münster und der Hautklinik Münster für die medizinischen Begleituntersuchungen und die Laborarbeiten,

bei Herrn Dr. Gogolka für die urologischen Kontrolluntersuchungen,

bei den Firmen Wander und Schering für die Bereitstellung der Präparate,

bei Herrn Bernd Beiderbeck und Herrn Rolf Kehren für die Bereitstellung der Trainingsmöglichkeiten,

bei den Krankenschwestern Frauke Stevens, Annette Kamp und Manuela Skibbe für die Betreuung der Probanden im Studio

und nicht zuletzt bei den Probanden Bodo Möhlmeyer, Olaf Lohmann, Frank Meier, Stefan Sewing, Thomas Klofack, Olaf Stevens, Dirk Beiderbeck und Jürgen Wolff für die gewissenhafte Mitarbeit.

Inhaltsverzeichnis

Vorwort

Im Rahmen meiner Hausarbeit für das Staatsexamen führte ich 1983 am Sportmedizinischen Institut Münster eine Untersuchung über die Wirksamkeit von Eiweißpräparaten und Anabolika im Bodybuilding durch. Auf die Anregung vieler Trainingskameraden hin entschloß ich mich, die Ergebnisse des Experiments unter dem Titel *Bodybuilding – Eiweiß/Anabolika* zu veröffentlichen. Das Buch fand nicht nur bei Ärzten und Trainern, sondern gerade auch bei Sportlern so rege Nachfrage, daß ich bereits die 2. Auflage der besseren Verständlichkeit halber um einen Anhang erweiterte, der ein umfangreiches Verzeichnis der verwendeten Fachausdrücke enthielt. Meine Absicht war es, mit diesem Buch Sportlern konkrete Informationen über Nutzen und Risiko von Eiweißpräparaten und Anabolika an die Hand zu geben. Darüber hinaus sollten die Quellennachweise dem interessierten Leser die Möglichkeit bieten, auch weiterführende Literatur zu Rate zu ziehen.

Inzwischen liegt das Experiment immerhin zehn Jahre zurück. Zwar ändert das nichts an seinen Ergebnissen, deren Diskussion aber bedurfte inzwischen einer Überarbeitung, da neue Erkenntnisse hinzugekommen sind, die darin einbezogen werden mußten. So zeichnete sich Ende der 80er Jahre ein „Trend" ab, Proteindosierungen so gering wie eben möglich halten zu wollen. Die Befürworter stützen sich dabei zumeist auf eine Untersuchung zum Thema *Eiweißdosierung für Leistungssportler* von *Tarnopolsky* [67], der, beruhend auf seinen Ergebnissen, für den Muskelaufbau eine Dosierung von 1,2 g/kg Körpergewicht pro Tag für ausreichend hält. Ein Ergebnis, das dem unsrigen widerspricht und deshalb hier diskutiert werden muß. Auch die Nahrungsergänzung durch Eiweißpräparate geriet zwischenzeitlich ins Kreuzfeuer, und daß die Anabolika noch immer ein heiß diskutiertes Thema sind, zeigt nach dem Ben-Johnson-Eklat die Krabbe-Affäre und nach dem Fall des eisernen Schweigens selbstverständlich auch die Diskussion um die Dopingpraxis in Ost und West. Alles Gründe, die statt einer 9. Auflage des Buches *Bodybuilding – Eiweiß/Anabolika* eine Überarbeitung wünschenswert erscheinen ließen.

Anabolika im Sport

Anfang der 50er Jahre hielten die Anabolika ihren Einzug in den Sport. Russische Gewichtheber standen bereits 1952 unter dem Verdacht, anabol-wirksame Hormone zur Leistungssteigerung verwendet zu haben [2]. Zwar galt ihr Einsatz noch bis 1964 als Geheimtip, die Tatsache aber, daß 1965, unlogischerweise in einem nacholympischen Jahr, eine Vielzahl von Weltrekorden gebrochen wurde, läßt vermuten, daß die Anabolika zu diesem Zeitpunkt in Sportlerkreisen bereits überall bekannt waren [52]. Wohl nicht ganz zufällig führte der Deutsche Sportärztebund gerade in diesem Jahr in Berlin sein 1. Anti-Doping-Symposium durch.

Gut zehn Jahre später hielt *Donike* [15] den Einsatz von Anabolika immer noch für die Ausnahme und eigentlich mehr für ein Privileg des Spitzensports. Bekannte Athleten wie *Manfred Ommer* [6] und *Brigitte Berendonk* [6] behaupteten dagegen, daß die Anabolika bereits zu einem wichtigen Bestandteil der allgemeinen Trainingsvorbereitung geworden waren. Ommer schätzte schon Ende der 70er Jahre den Anteil der Athleten, die in der deutschen Leichtathletiknationalmannschaft „schlucken und spritzen", auf 90 Prozent. Brigitte Berendonk vermutete sogar, daß zumindest die Kraftsportler bereits auf Kreisebene Anabolika nahmen. Eine Vermutung, die heute eindeutig zutrifft. Nach Hochrechnungen der Schriftleitung der *Deutschen Zeitschrift für Sportmedizin* [76] nehmen derzeit 10 000 Personen Anabolika ein. Dabei soll es sich in erster Linie um Bodybuilder handeln. Gerade in dieser Sportart ist zu beobachten, daß sich die Dopingproblematik zusehends ausweitet, und zwar nicht nur aus dem internationalen und nationalen Wettkampfgeschehen auf die regionalen Meisterschaften, sondern sogar auf den Freizeit- und Breitensport.

Warum die Bereitschaft so groß ist, Anabolika einzusetzen, beantworten die meisten der befragten Sportler mit dem Mißverhältnis zwischen Trainingsaufwand und Erfolg. Durch die Anabolika erhoffen sie sich spürbare Leistungsverbesserungen in kürzerer Zeit. *Donike* [15] nennt als treibende Kraft außerdem extremen persönlichen Ehrgeiz, soziales Ansehen, finanzielle Belohnung, Rücksichtnahme auf Mannschaftskameraden sowie nationale Erwartungen.

Den Behandlungszeitraum und die Dosierung der Medikamente bestimmen die Athleten zumeist selbst. Zu Rate ziehen sie im günstigeren Falle ihren Arzt, im ungünstigeren Fall ihren Trainer und im schlimmsten Fall ihren Dealer, der an hohen Umsätzen seines illegalen Geschäftes interessiert ist und dessen *Therapievorschläge* zumeist dementsprechend ausfallen. Die therapeutischen Dosierungen werden in der Regel weit überschritten. Sie reichen von fünf bis über 500 mg am Tag, abhängig natürlich auch vom eingesetzten Medikament. Der Behandlungszeitraum beträgt im allgemeinen sechs bis acht Wochen. Allerdings gibt es auch Sportler, die die Medikamente das ganze Jahr hindurch nehmen, hin und wieder über Jahre hinweg.

In den Besitz der Sportler gelangen die Medikamente über Trainer, Ärzte, Apotheker und über den Großhandel, eventuell auch direkt aus dem Ausland. Nicht selten betätigen sich ausländische Athleten – zumeist aus den ehemaligen Ostblockstaaten – als Dealer. Deren Abnehmer sind – wie bereits erwähnt – neben Wettkampfathleten immer mehr Freizeit- und Breitensportler. Während die Fortgeschrittenen zu den Anabolika greifen, weil sie ohne Doping ein erfolgversprechendes Training und insbesondere eine Wettkampfteilnahme für so gut wie aussichtslos halten, besteht bei den Freizeitsportlern aus Mangel an Informationen eine völlig überhöhte Erwartungshaltung gegenüber den leistungssteigernden Effekten anabol-wirksamer Präparate. Daraus erwächst der Wunsch, die angeblichen Wunderdrogen selbst zumindest einmal ausprobieren zu wollen.

Mit dieser Arbeit möchte ich den Trainierenden objektiv über die Konsequenzen des Medikamentengebrauchs informieren. Zu diesem Zweck führte ich im Jahre 1983 ein zehnmonatiges

Experiment durch, das in Kapitel II nachvollzogen wird. In Kapitel III folgt die Diskussion der Ergebnisse und in Kapitel IV eine Stellungnahme zu Eiweißpräparaten und Anabolika im Sport.

DAS EXPERIMENT

Ziel des Versuchs

In seinem Buch *Die Gesundheit des Sportlers* vertritt *Erich Deuser* [11] die Auffassung, daß es ohne Anabolika „ein böses Erwachen in bezug auf die Erfolge" gäbe. Solche und ähnliche Aussagen decken sich mit der Erwartungshaltung vieler Sportler, eine Wettkampfteilnahme sei ohne Anabolika zum Scheitern verurteilt. Deusers Statement verstärkt den Eindruck, es seien die Anabolika, die den Weltklasseathleten ausmachen. Die Erbanlagen, das jahrelange harte Training, die bewundernswerte Selbstdisziplin und die besonderen Talente der Athleten treten dagegen in den Hintergrund, ebenso wie die Weiterentwicklung der Erkenntnisse auf dem Gebiet der Trainingslehre und technische Verbesserungen der Sportgeräte. Dabei sind die Indizien unwiderlegbar, daß gerade diese Faktoren für die Leistungssteigerungen verantwortlich sein müssen. Schließlich sind die Anabolika bereits seit 1965 zumindest im Hochleistungssport allgemein bekannt. Wären sie der hauptsächliche Grund für die überragenden sportlichen Rekorde, hätte die Leistungsentwicklung seit 1965, seit dem Jahr also, in dem *Larry Scott* bei der ersten Mr.-Olympia-Wahl der Geschichte den Titel gewann, wenn nicht stagnieren, so doch wesentlich gemäßigter ausfallen müssen. Das tat sie nicht. Im Gegenteil: Die Leistungsverbesserungen sind seitdem in allen Sportarten unaufhörlich fortgeschritten. Ein eindeutiges Zeichen dafür, daß die Erfolge im Sport nicht auf die Anabolika zurückzuführen sein können, sondern auf die enormen Fortschritte der Trainingslehre und technische Verbesserungen der Sportgeräte. Die Rolle, die den Anabolika an der sportlichen Leistung zugesprochen wird, steht in keiner Beziehung zu ihrem effektiven Nutzen. Leider ist aber gerade die Fehleinschätzung des tatsächlichen Nutzens der Anabolika dafür verantwortlich, daß diese Medikamente heute schon im Freizeit- und Breitensport Anklang finden. Gesundheitliche Schädigungen werden dabei ebenso in Kauf genommen wie die hohen finanziellen Aufwendungen, die besonders dann erforderlich sind, wenn Breitensportler ihren Bedarf über den Schwarzmarkt und damit zu den schwarzmarktüblichen Bedingungen zu decken versuchen. Deren Preise übersteigen die Apothekenpreise, die nicht umsonst *Apothekenpreise* heißen, leicht um das Fünffache. So wurde mir selbst bei meinen Recherchen ein Präparat mit einem damals handelsüblichen Preis von 59 DM auf dem Schwarzmarkt für stolze 300 DM angeboten.

Mit unserem Experiment soll dem Sportler deshalb objektiv dargelegt werden,

– in welchem realen Umfang die Leistung durch Anabolika gesteigert werden kann,

– welche Gefahren mit der Einnahme von Anabolika verbunden sind und

– inwieweit sich bereits eine optimierte Ernährung auf das Muskelwachstum auswirkt.

Fängt doch immer dort, wo das Wissen aufhört, der Glaube an. In diesem Fall der Glaube an die *Wunderpille*, an den Erfolg, den man in der Apotheke kaufen kann. Das vorliegende Buch soll dazu beitragen, die Wundermittel wieder zu dem werden zu lassen, was sie letztendlich sind: Medikamente mit einem gewissen Nutzen und unvermeidlichen Risiken.

Untersuchungsgut und Methoden

Versuchsverlauf

Die Dauer des Experiments betrug zehn Monate und erstreckte sich vom 1. Januar bis zum 31. Oktober 1983. Gegliedert war das Experiment in fünf Abschnitte:

Januar, Februar: Die Probanden trainieren mit Normalkost.

März: Die Probanden erhalten die Auflage, nicht mehr als 1 g/kg Körpergewicht Eiweiß am Tag zu sich zu nehmen (Normalkostphase).

April, Mai, Juni: Als Ergänzung zur Normalkost erhalten sieben Versuchspersonen zusätzlich 2 bis 3 g/kg Körpergewicht Eiweiß am Tag (Eiweißphase).

Juli, August: Bei gleichbleibend hoher Eiweißzufuhr wird fünf Sportlern ein anabol-wirksames Steroid verabreicht (Anabolikaphase).

September, Oktober: Die Probanden trainieren unter gleichen Bedingungen wie im April, Mai und Juni (Eiweißphase II).

Die Probanden

Als Probanden stellten sich neun fortgeschrittene Bodybuilder im Alter von 18 bis 24 Jahren zur Verfügung, die sich nach einem zwei- bis dreijährigen Training auf einem Leistungsplateau befanden. Sie wurden zu je fünf und vier Personen in eine

Test- und eine Kontrollgruppe unterteilt. Aus der Kontrollgruppe schieden zwei Teilnehmer aus privaten Gründen aus. Definitiv wurde die Untersuchung also mit einer fünf Mann starken Testgruppe und einer zwei Mann starken Kontrollgruppe durchgeführt. Die zwei ausgeschiedenen Sportler erklärten sich jedoch bereit, weiter nach dem vorgeschriebenen Trainingsprogramm zu trainieren und an den Krafttests teilzunehmen. Sie veränderten lediglich ihre Ernährungsgewohnheiten nicht und nahmen auch an keiner der medizinischen Begleituntersuchungen teil. Innerhalb unseres Experiments bildeten sie die Normalkostgruppe.

Das Trainingsprogramm

Ein einheitliches Trainingsprogramm war für alle Probanden verbindlich. Es handelte sich dabei keineswegs um ein beispielhaftes Programm für fortgeschrittene Bodybuilder. Im Gegenteil: Die Athleten führten ein ausgesprochenes 08/15-Programm durch, da nicht die Effektivität eines erfolgversprechenden Trainingsprogramms, sondern die Wirksamkeit von Eiweißpräparaten und Anabolika interessierte. Trainiert wurde nach dem Prinzip des Bodybuildings, das heißt ein Training nicht mit der maximalen Spannung bei geringer Wiederholungszahl, sondern mit der größtmöglichen Wiederholungszahl bei einer für den Kraftzuwachs ausreichenden Muskelspannung. Dementsprechend wurden sechs bis zwölf Wiederholungen pro Satz bei gleichmäßig-kontinuierlicher Bewegungsausführung vorgegeben. Das entspricht einer Belastungsdauer von 20 bis 25 Sekunden. In Anlehnung an die Theorie der umlaufenden Rekrutierung von *Commandre* [69] sollten damit alle Muskelfasern zur Kontraktion gebracht werden. Auf ein solches Training reagiert der Muskel mit einer Querschnittsvergrößerung aller vorhandenen Einzelfasern.

Es widerspricht eigentlich den Erkenntnissen der Trainingslehre, ein solches Muskelaufbauprogramm zehn Monate lang durchzuführen. Dem Prinzip der Periodisierung zufolge wäre es sinnvoller, Phasen des Muskelaufbaus mit Phasen eines intramuskulären Koordinationstrainings (Krafttrainings) abzuwechseln, um Leistungsstagnationen zu verhindern. Leistungsverbesserungen, die trotz der Nichtbeachtung dieses wichtigen Trainingsprinzips erzielt werden, können daher mit noch größerer Sicherheit auf die ernährungstechnischen Maßnahmen zurückgeführt werden.

Abb. 1: Das Trainingsprogramm

Montag und Donnerstag:		
Beine:	Kniebeugen	3x 6 – 8
	Beinstrecken	3x 8 – 12
	Beinpresse	3x 6 – 8
	Beincurls	4x 6 – 8
	Wadenheben	6x 8 – 12
Rücken:	Nackenziehen	3x 6 – 8
	Rudern	3x 6 – 8
	Einarmiges Rudern	3x 8 – 12
	Hyperextensions	4x unendl.
Bizeps:	Kurzhantelcurls	3x 6 – 8
	Langhantelcurls	3x 6 – 8
	Konzentrationscurls	3x 8 – 12
Dienstag und Freitag:		
Brust:	Butterfly	3x 8 – 12
	Bankdrücken	3x 6 – 8
	Schrägbankdrücken	3x 6 – 8
	Kabelziehen	3x 8 – 12
Schultern:	Seitheben	3x 8 – 12
	Nackendrücken	3x 6 – 8
	Frontheben	3x 8 – 12
	Frontziehen	3x 8 – 12
Trizeps:	Dips	3x unendl.
	Kabelziehen	3x 6 – 8
	Frenchpress	3x 8 – 12

Das Gewicht wurde so schwer gewählt, daß die Maximalleistung bei der angebenen Wiederholungszahl erreicht war. Der Aufbau des Trainingsprogramms erfolgte nach dem „Push-and-Pull“-System, bei dem die an der Zugbewegung beteiligten Muskeln, sprich die Rückenmuskulatur und der Bizeps, und die an der Druckbewegung beteiligten Muskeln, also die Brust- und Schultermuskulatur sowie der Trizeps, an unterschiedlichen Tagen trainiert werden, um allen an den Muskelketten beteiligten Muskeln genügend Zeit zur Regeneration zu geben. Abgeschlossen wurde jeder Trainingstag mit zwei bis drei Trainingssätzen für den Bauch. Nun zu den Übungen im einzelnen:

Übungen für die Beinmuskulatur

Beinpresse, Beinstrecken und Kniebeugen:

Abb. 2a + b: Kniebeugen

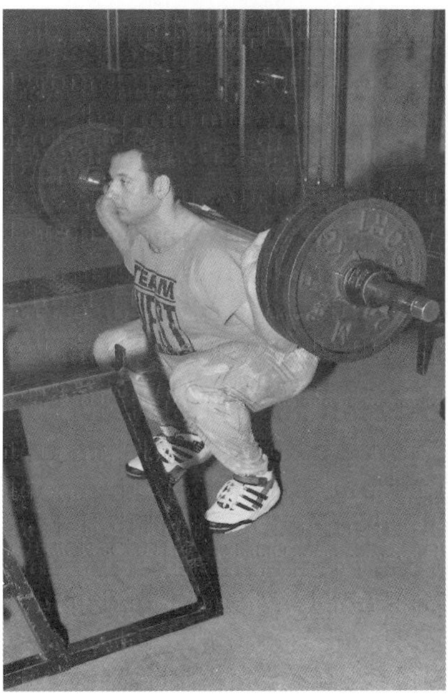
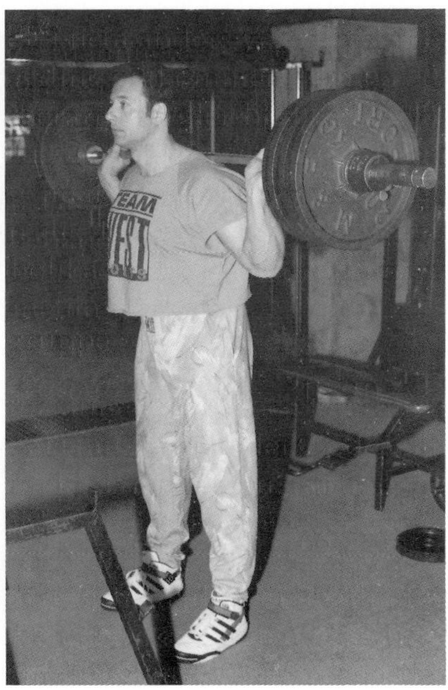

Die *Kniebeuge* umfaßt eine Streckung im Hüft- und im Kniegelenk. Neben den hauptverantwortlichen Muskeln für die Hüftstreckung, dem *m. glutaeus maximus* und der ischiocruralen Muskulatur (eine Darstellung der wichtigsten Muskeln befindet sich im Anhang), soll mit dieser Übung insbesondere der *m. quadriceps femoris*, der vierköpfige Oberschenkelmuskel, trainiert werden.

Abb. 3a + b: Beinpresse

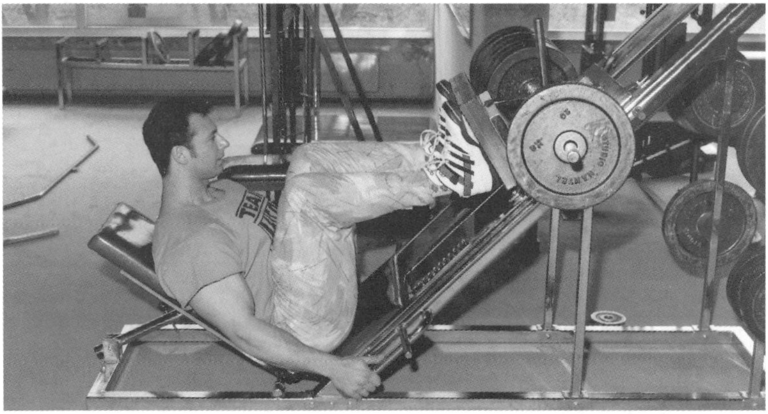

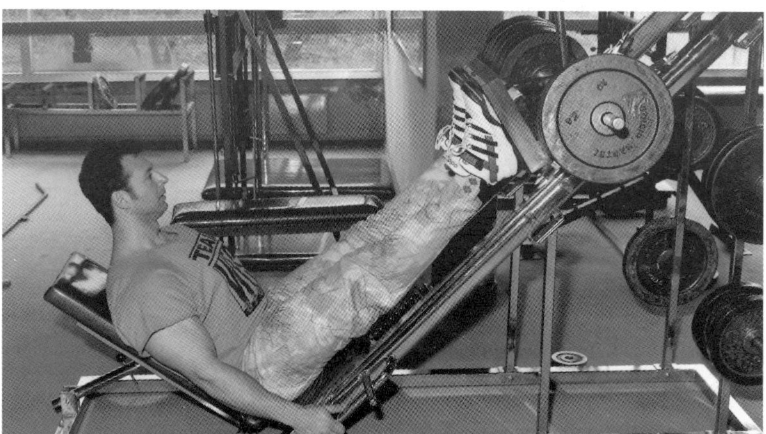

Während beim Beinstrecken ausschließlich der m. quadriceps femoris beansprucht wird, trainiert die Beinpresse sowohl die Streckmuskulatur des Hüftgelenks als auch die gesamte Oberschenkelmuskulatur.

Abb. 4a + b: Beinstrecken

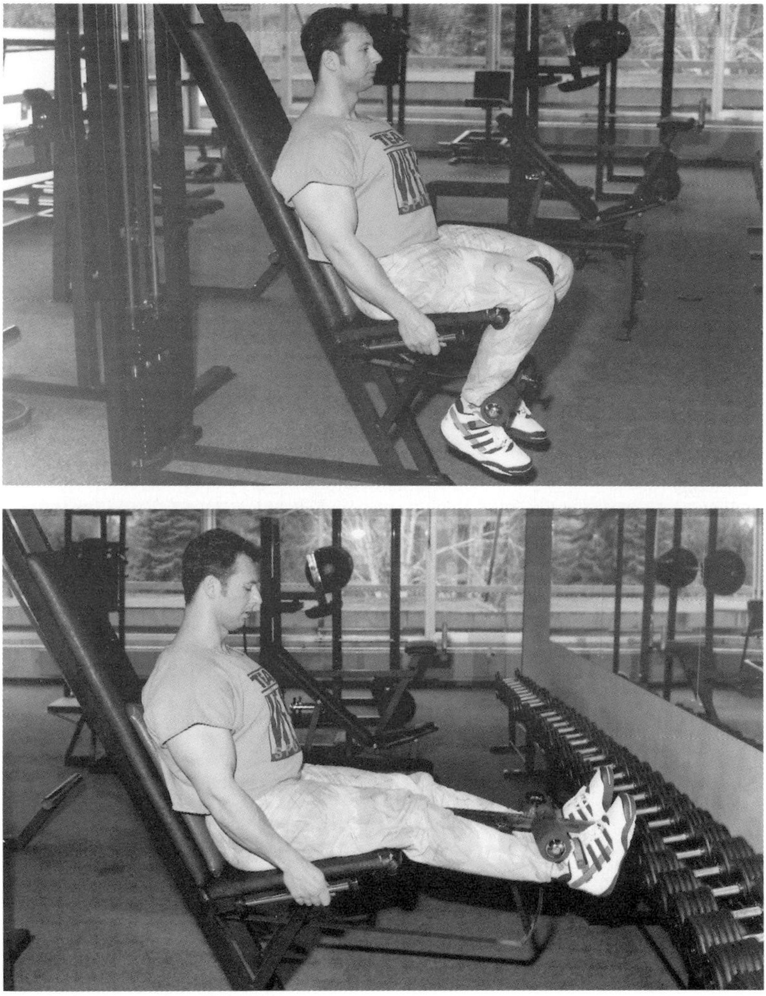

Beincurls:

Die Übung *Beincurls* trainiert relativ isoliert die Muskeln der Oberschenkelrückseite, die ischiocrurale Muskulatur.

Abb. 5a + b: Beincurls

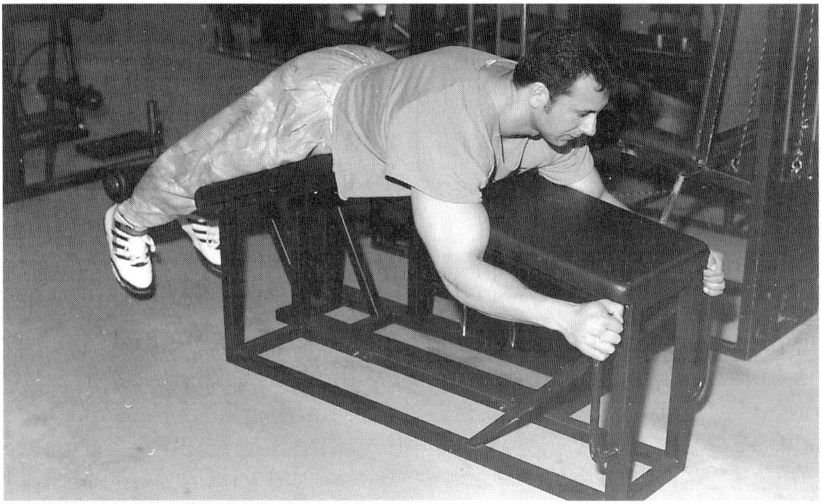

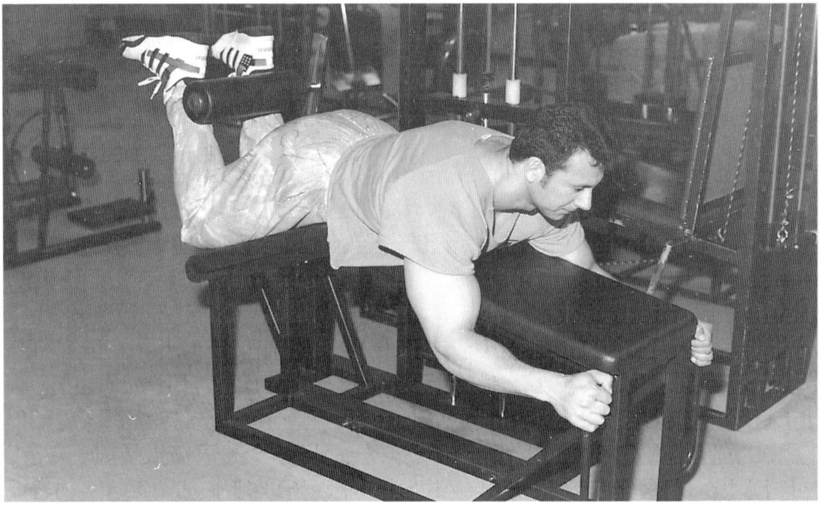

Wadenheben:

Das *Wadenheben* kann stehend oder spitzend ausgeführt werden. Die stehende Version belastet primär den *m. gastrocnemius,* während dieser im Sitzen von der Bewegung praktisch ausgeschlossen ist. Der *m. soleus* ist in seiner Effektivität unabhängig von der Kniestellung und wird bei beiden Varianten trainiert.

Abb. 6 + 7: Wadenheben stehend

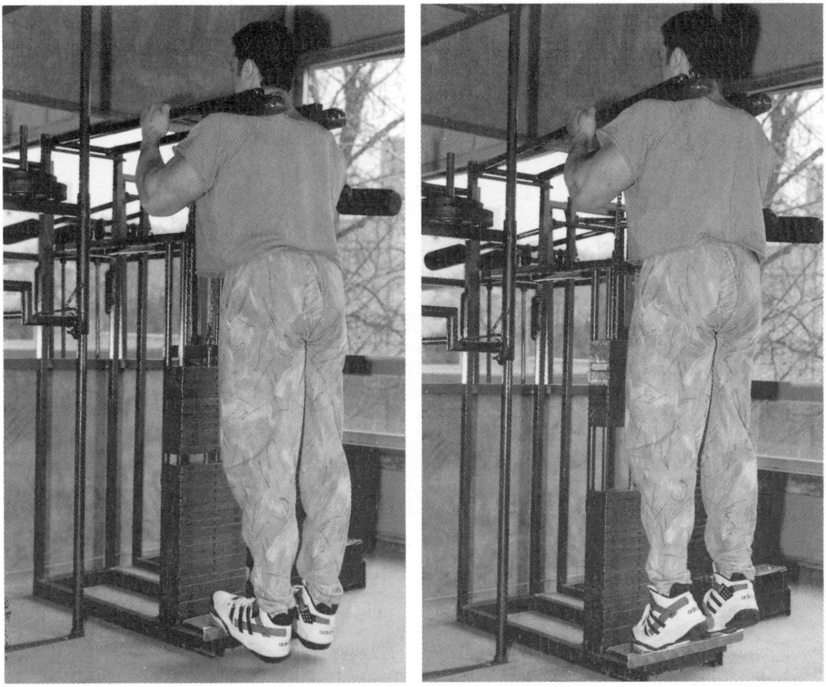

Übungen für die Rückenmuskulatur

Nackenziehen, Rudern und einarmiges Rudern:

Das *Nackenziehen* und das *Rudern* sind Übungen für die Rückenmuskulatur, unter anderem für den *m. teres major et minor* sowie den *m. latissimus dorsi* und den *m. trapezius.*

Abb. 8a + b: Nackenziehen

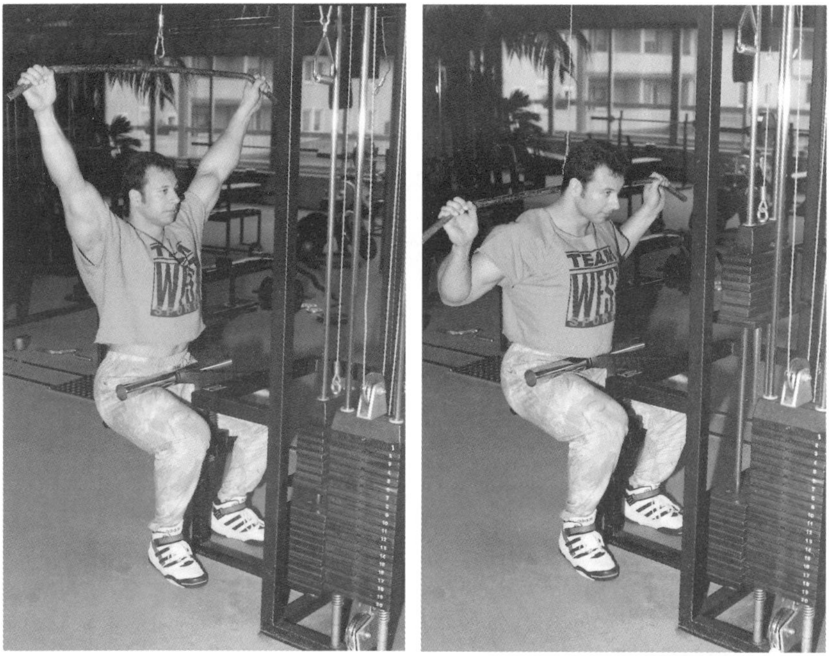

Abb. 9a + b: Einarmiges Rudern

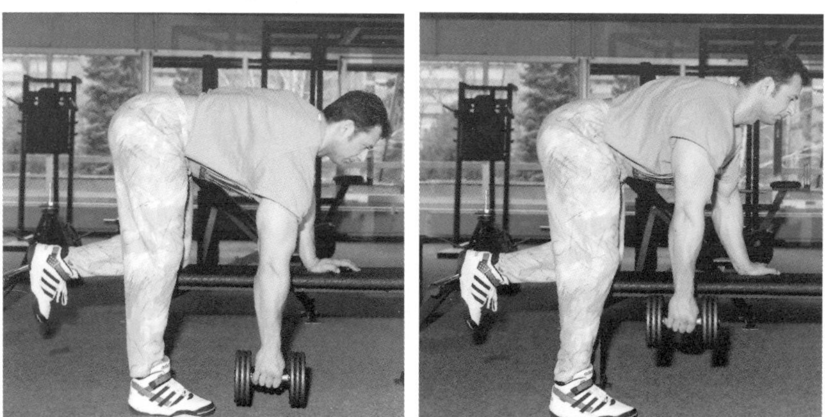

Abb. 10a + b: Rudern

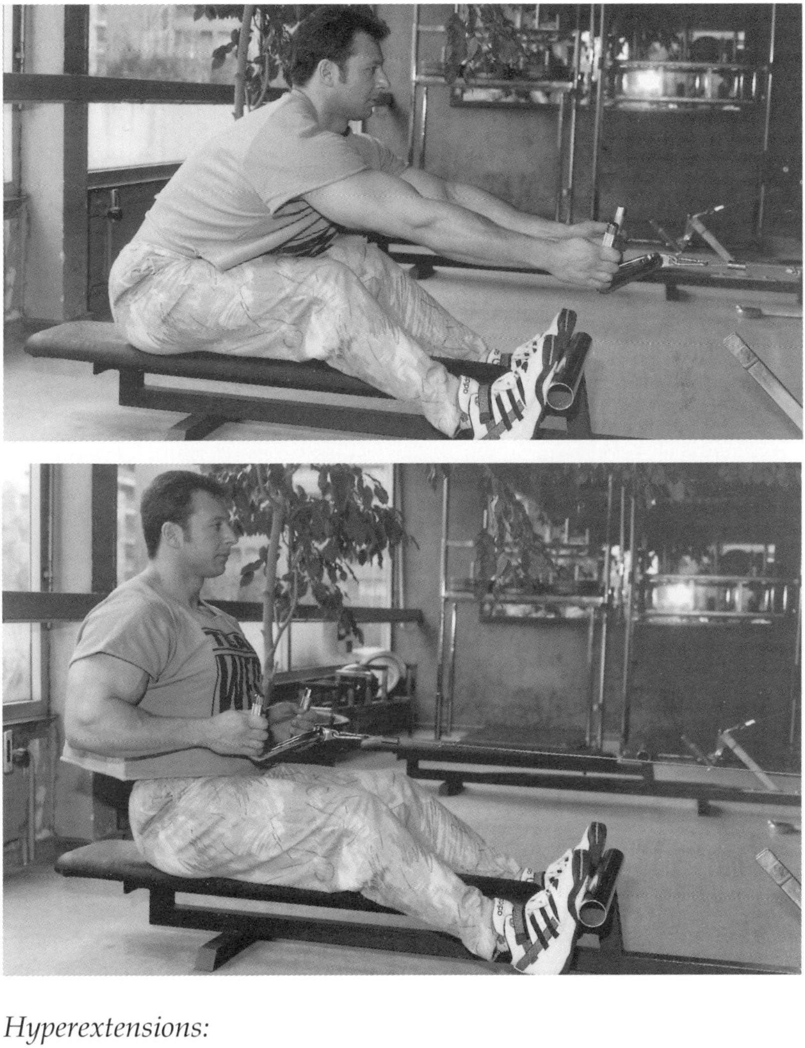

Hyperextensions:

Das *Rumpfaufrichten rückwärts*, die sogenannten *Hyperextensions*, ist eine spezielle Übung zur Kräftigung des *m. erector spinae*, des Rückenstreckers.

Abb. 11 a + b: Hyperextensions

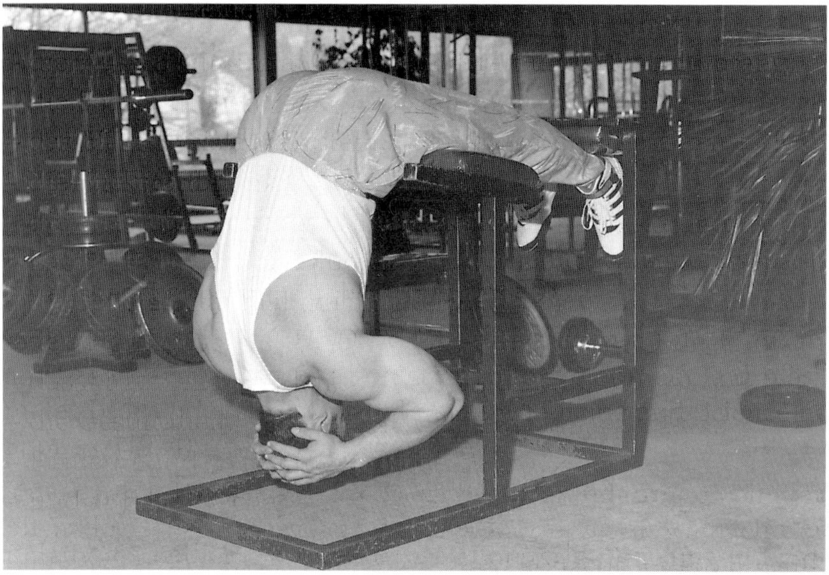

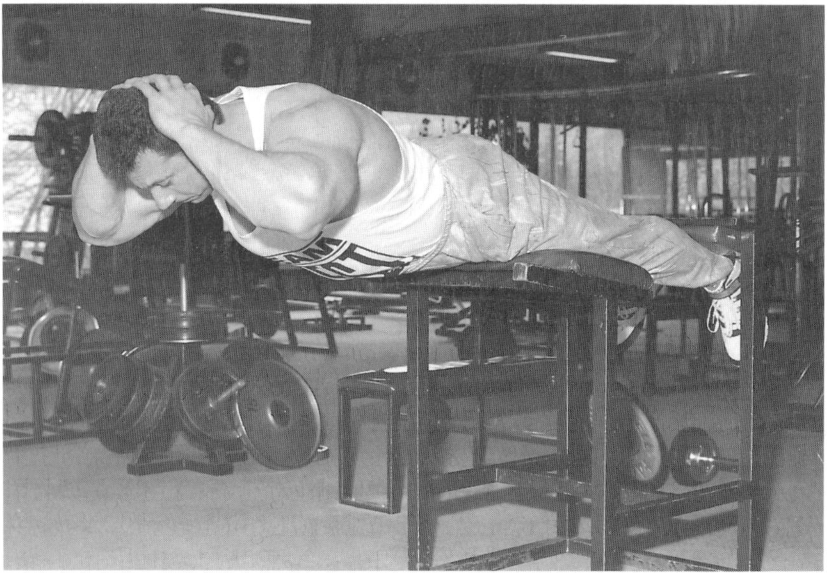

Übungen für die Armmuskulatur

Langhantel-, Kurzhantel- und Konzentrationscurls:

Die *Bizepscurls* sind eine Übung für die Armbeugemuskulatur.

Abb. 12a + b: Langhantelcurls

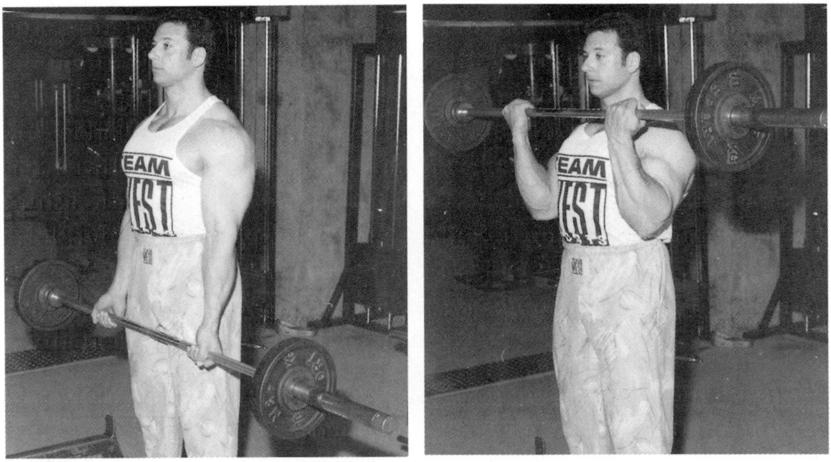

Abb. 13a + b: Kurzhantelcurls

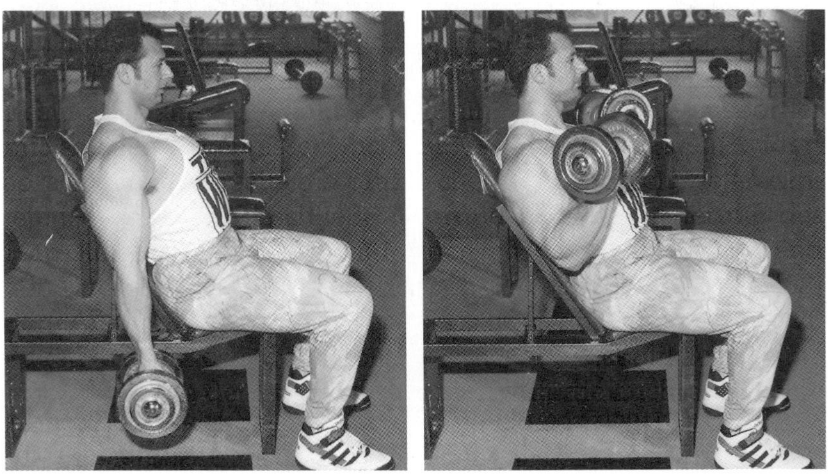

Abb. 14a + b: Konzentrationscurls

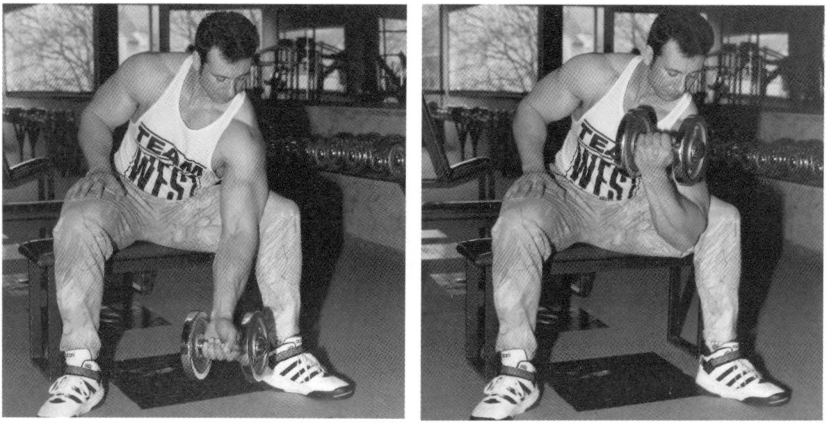

Dips, Kabelziehen, Frenchpress:

Mit den Übungen *Dips, Kabelziehen* und *Frenchpress* sollen vor allem die Armstrecker, die *m. triceps brachii*, trainiert werden.

Abb. 15a + b: Kabelziehen

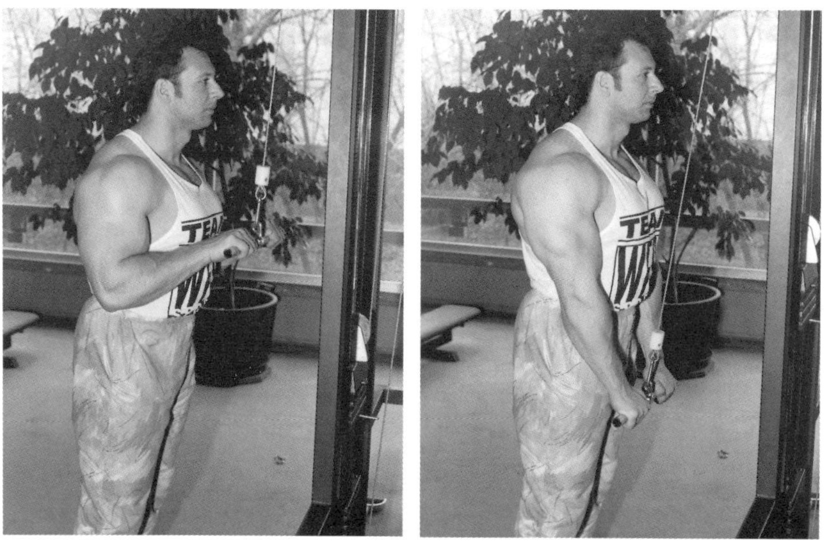

Abb. 16 a + b: Dips

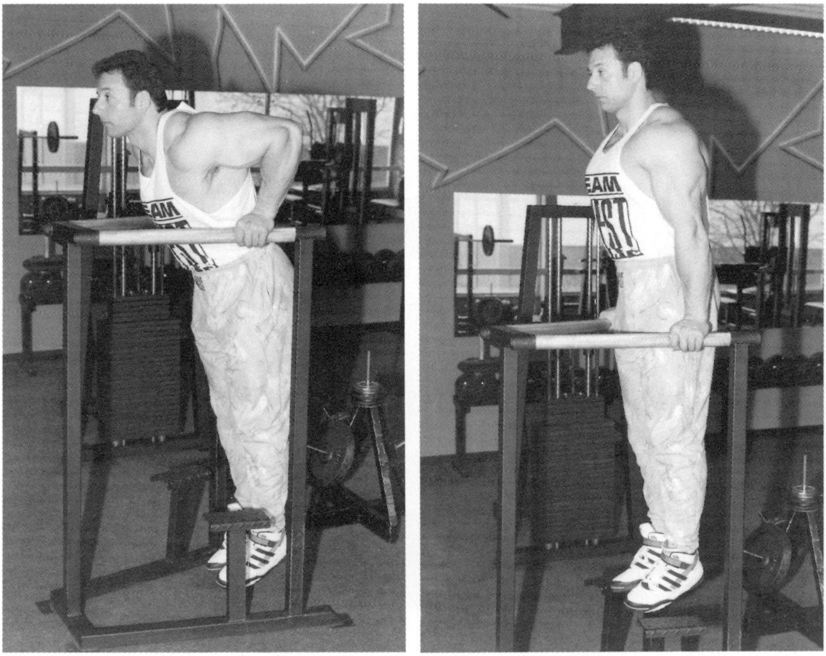

Abb. 17a + b: Frenchpress

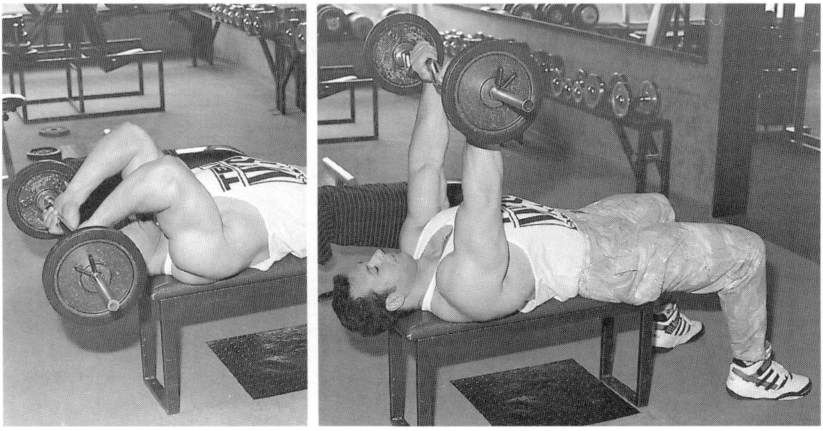

Übungen für die Brustmuskulatur

Butterfly und Kabelziehen:

Die Übungen *Butterfly* und *Kabelziehen* dienen in erster Linie der Entwicklung der Brustmuskulatur.

Abb. 18a + b: Butterfly

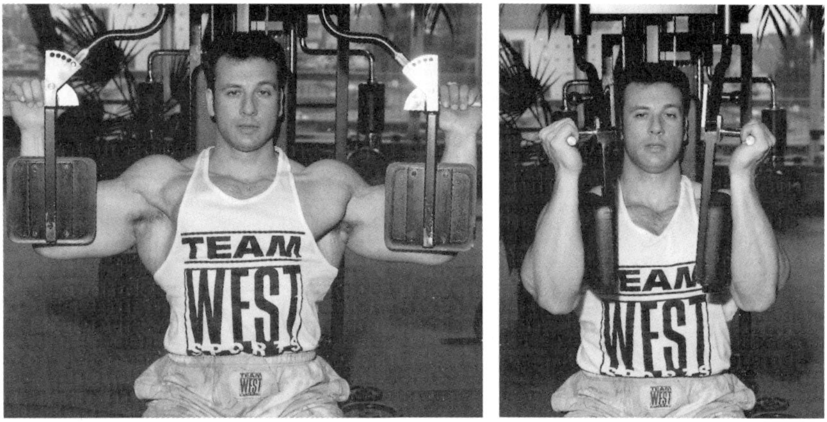

Abb. 19a + b: Kabelziehen

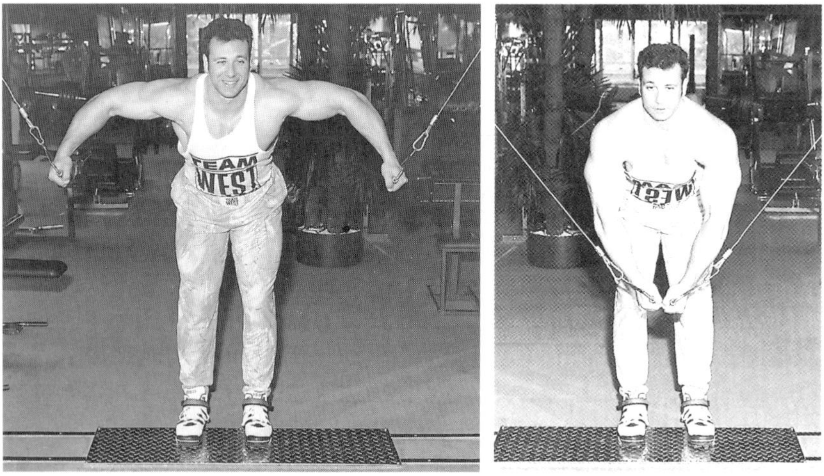

Bankdrücken und Schrägbankdrücken:

Das *Bankdrücken* kombiniert die Vorführung der Arme aus der Seithalte in die Vorhalte mit einer Streckung des Ellbogengelenks. An dieser Übung sind neben der Brust- und der Schultermuskulatur auch die Trizeps maßgeblich beteiligt.

Abb. 20a + b: Bankdrücken

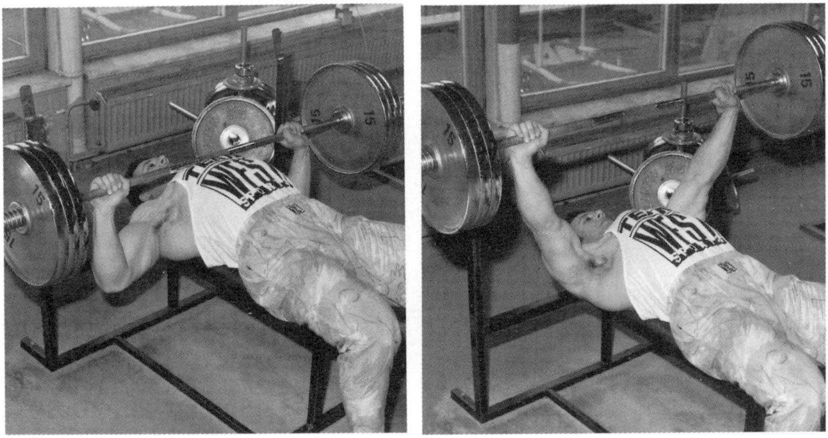

Abb. 21a + b: Schrägbankdrücken

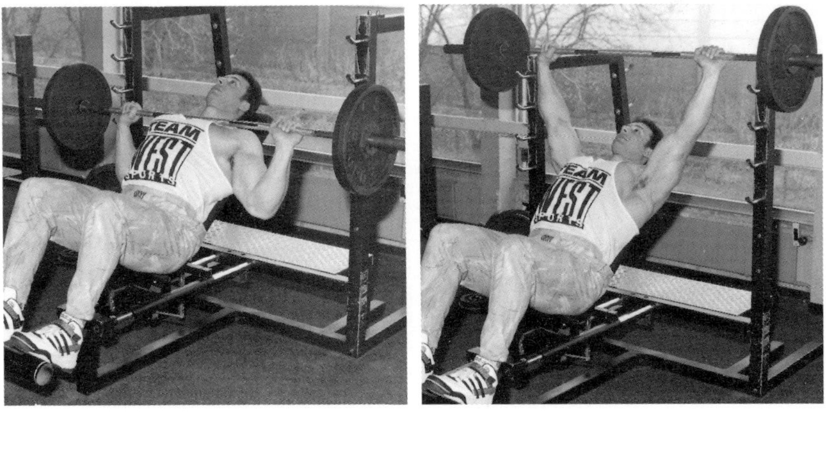

Übungen für die Schultermuskulatur

Nackendrücken, Seit- und Frontheben

Das *Nackendrücken, Front-* und *Seitheben* dient der Entwicklung der Schultermuskulatur.

Abb. 22a + b: Nackendrücken

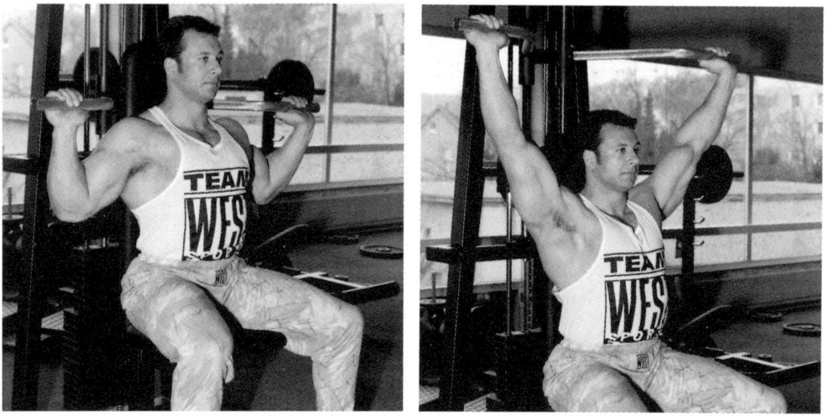

Abb. 23a + b: Frontheben

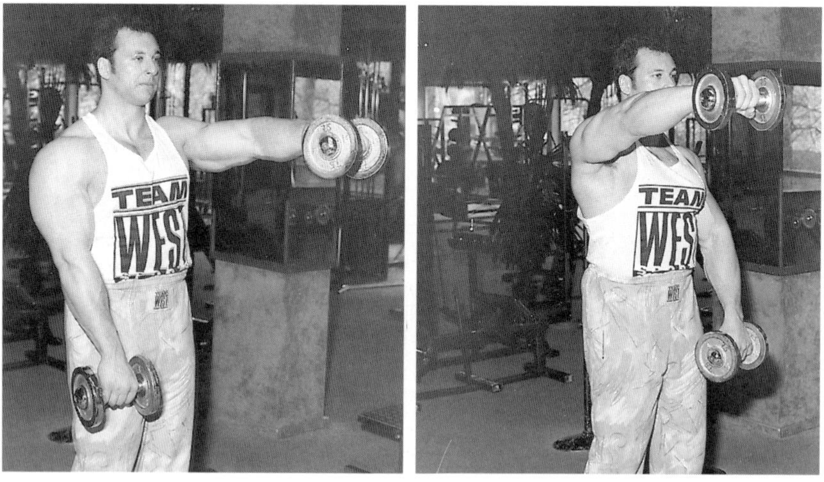

Abb. 24a + b: Seitheben

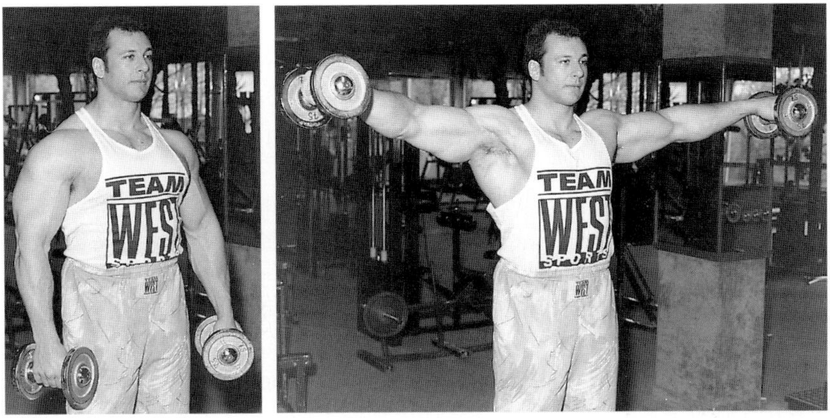

Frontziehen:

Mit dem *Frontziehen* soll vor allem die Schultermuskulatur und der Trapezmuskel trainiert werden.

Abb. 25a + b: Frontziehen

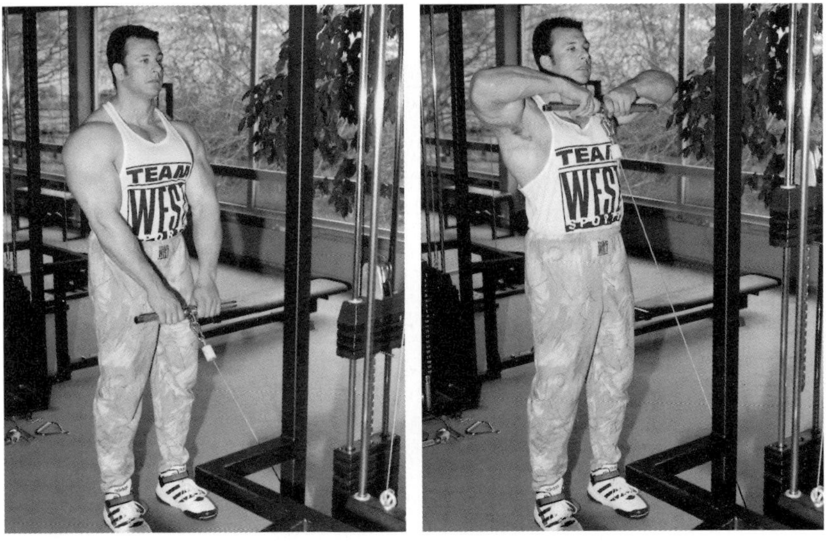

Eiweißpräparat und Dosierung

Nach einstimmiger Auffassung namhafter Autoren [30, 42, 50] ist ein Überschuß an Eiweiß Voraussetzung für das Muskelwachstum während eines Krafttrainings. Die Anordnung unseres Experiments sollte unter anderem den Nachweis über die Richtigkeit dieser Behauptung erbringen. Zu diesem Zweck fanden im Januar und Februar Krafttests bei Normalkost statt. Im März wurde bei allen Probanden die Eiweißzufuhr auf 1g/kg Körpergewicht begrenzt. Ab April bis einschließlich Oktober trainierten die Testgruppe (T-Gruppe) sowie die Kontrollgruppe (K-Gruppe) mit einer Eiweißdosierung von 3 bis 4g/kg Körpergewicht am Tag. Fraglich war, ob die Sportler bei konstantem Trainingsaufwand und trotz der beschriebenen Unzulänglichkeiten des Trainingsprogramms eine Leistungssteigerung erzielen würden. Zur Kontrolle setzten die zwei ausgeschiedenen Versuchspersonen, die jedoch am Trainingsprogramm festhielten, ihr Training mit Normalkost fort. Sie bildeten in unserem Experiment die Normalkostgruppe (N-Gruppe). Der zusätzliche Proteinbedarf der Test- und Kontrollgruppe wurde durch die Präparate *Protein Pur* und *Aufbautrunk* der Firma *Wander* gedeckt. Gegenüber Eiweißlieferanten wie Fisch und Fleisch haben diese Produkte den Vorteil, daß im Stoffwechsel nicht vermehrt Cholesterin und Harnsäure anfallen. (Erhöhte Serumcholesterin- und Harnsäurespiegel stellen Risikofaktoren für Arteriosklerose und Gicht dar [42].) Für das Protein in pulverisierter Form spricht außerdem die Tatsache, daß der effektivste Zeitpunkt für die Eiweißzufuhr vor sowie direkt nach dem Training liegt und dem Körper trotz bestehender Appetitlosigkeit nach einem erschöpfenden Training Protein in konzentrierter Form zugeführt werden kann [50]. Speziell für den Bodybuilder ist darüber hinaus die von Fett isoliert mögliche Eiweißaufnahme besonders vorteilhaft, da die Erhöhung der Proteinzufuhr durch Basiskost häufig auch mit einer vermehrten Zufuhr von Kohlenhydraten und Fetten einhergeht.

Abb. 26: Gesamtanalyse *Protein-Pur* und *Aufbau-Trunk*

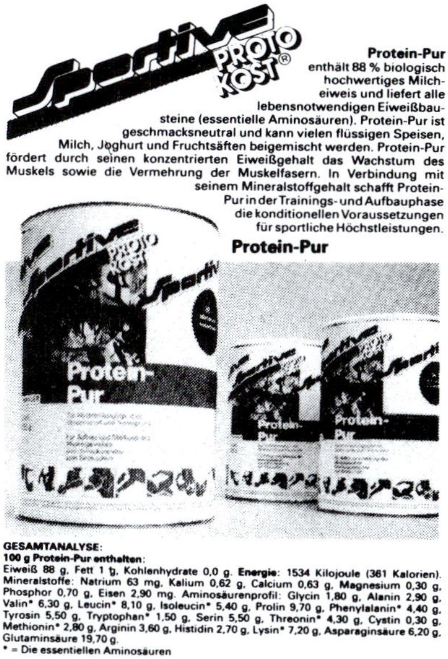
Sportive PROTO KOST®
Protein-Pur
enthält 88 % biologisch hochwertiges Milcheiweis und liefert alle lebensnotwendigen Eiweißbausteine (essentielle Aminosäuren). Protein-Pur ist geschmacksneutral und kann vielen flüssigen Speisen, Milch, Joghurt und Fruchtsäften beigemischt werden. Protein-Pur fördert durch seinen konzentrierten Eiweißgehalt das Wachstum des Muskels sowie die Vermehrung der Muskelfasern. In Verbindung mit seinem Mineralstoffgehalt schafft Protein-Pur in der Trainings- und Aufbauphase die konditionellen Voraussetzungen für sportliche Höchstleistungen.
Protein-Pur
GESAMTANALYSE:
100 g Protein-Pur enthalten:
Eiweiß 88 g, Fett 1 g, Kohlenhydrate 0,0 g. Energie: 1534 Kilojoule (361 Kalorien). Mineralstoffe: Natrium 63 mg, Kalium 0,62 g, Calcium 0,63 g, Magnesium 0,30 g, Phosphor 0,70 g, Eisen 2,90 mg. Aminosäurenprofil: Glycin 1,80 g, Alanin 2,90 g, Valin* 6,30 g, Leucin* 8,10 g, Isoleucin* 5,40 g, Prolin 9,70 g, Phenylalanin* 4,40 g, Tyrosin 5,50 g, Tryptophan* 1,50 g, Serin 5,50 g, Threonin* 4,30 g, Cystin 0,30 g, Methionin* 2,80 g, Arginin 3,60 g, Histidin 2,70 g, Lysin* 7,20 g, Asparaginsäure 6,20 g, Glutaminsäure 19,70 g.
* = Die essentiellen Aminosäuren

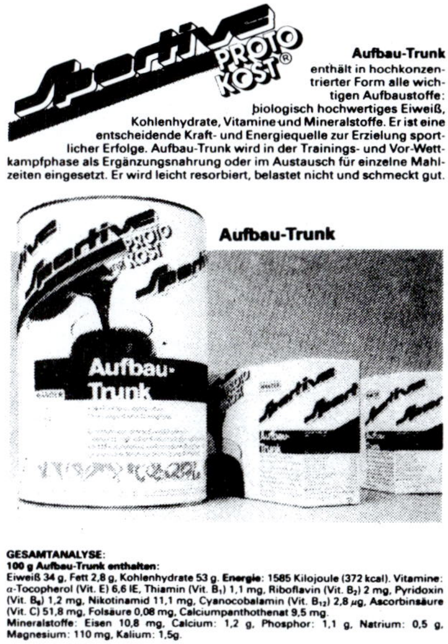

Das Mischungsverhältnis der Präparate bestimmten die Probanden selbst. Verbindlich war lediglich die Zufuhr von mindestens 3g/kg Körpergewicht Eiweiß am Tag. An dieser Stelle soll noch einmal ausdrücklich darauf hingewiesen werden, daß es sich hier nicht um eine Empfehlung für die Eiweißzufuhr handelt, sondern um eine Untersuchung, mit der die Wirksamkeit einer derartig hohen Eiweißdosierung und deren eventuelle Risiken erforscht werden sollten.

Medikament und Dosierung

Mit Anabolika werden synthetische Testosteronabkömmlinge bezeichnet [2]. Ihre Entwicklung beruht auf der Annahme, daß die Wirkung der männlichen Keimdrüsenhormone in eine androgene und eine anabole Komponente dissoziiert werden kann. Der Begriff *anabol* ist dabei mit *eiweißaufbauend* zu übersetzen, während *Androgenität* die anabole Wirkung im Bereich der Geschlechtsdrüsen meint. Diese Spaltung ist jedoch nicht gelungen. Das heißt, daß alle Anabolika neben ihrer anabolen, sprich eiweißaufbauenden Wirkung auch schwache androgene Eigenschaften aufweisen [41]. Das Verhältnis der beiden Komponenten konnte jedoch in Richtung der anabolen Wirksamkeit verschoben werden [38].

Über die biochemische Wirkungsweise der Hormone bestehen derzeit drei Theorien [35]:

1. Die Hormone üben einen Einfluß auf bestimmte Enzymsysteme aus (Hemmung oder Aktivierung);

2. sie wirken durch ihren Einfluß auf die Membranen (Veränderung der Permeabilität);

3. sie beeinflussen die Gensubstanz.

Sportler verwenden die Anabolika, um einerseits die anabole Wirkung auszunutzen und andererseits, um körpereigene Defizite an anabolen Steroiden zu kompensieren [2]. Speziell für die Bodybuilder ist darüber hinaus neben der eiweißaufbauenden Wirkung der Anabolika die vermehrte Wassereinlagerung in der Muskulatur, die erheblich zur Umfangvergrößerung beiträgt, ein erwünschter Effekt.

Wir verabreichten der Testgruppe in den Monaten Juli und August ein anabol-wirksames Steroid. Der Vergleich mit der Kontrollgruppe sollte erbringen, ob durch Anabolika eine positive Leistungsbeeinflussung über die Effekte einer erhöhten Eiweißzufuhr hinaus erzielt werden kann. Verwandt wurde das Präparat *Primobolan-Depot* der Firma *Schering*. Die Probanden erhielten einmal wöchentlich eine Ampulle zu 100 mg intramuskulär injiziert. Eine im Vergleich zur Praxis eher geringe Dosierung.

Abb. 27: Gebrauchsinformation *Primobolan-Depot*

Gebrauchsanleitung

Primobolan° Depot
Primobolan° Depot mite
Primobolan°
Anabolikum zur Förderung des Eiweißaufbaus

Zusammensetzung

Primobolan Depot:
1 ml enthält 100mg Metenolonenantat in öliger Lösung.

Primobolan° Depot mite
1 ml enthält 50mg Metenolonenantat in öliger Lösung.

Primobolan°
1 ml enthält 20mg Metenolonenantat in öliger Lösung.

Anwendungsgebiete

Krankheiten und Zustände, die zur Hebung des Allgemeinbefindens, zur Anregung von Heilungsvorgängen oder zur Verhinderung von Schäden bei katabolen Prozessen einen erhöhten Eiweißaufbau benötigen: Genesungszeit nach vorangegangenen Krankheiten, Nachbehandlung operativer Eingriffe, auszehrende Krankheiten, körperlicher Kräfteverfall (Kachexie), Strahlen- und Zystostatikatherapie, bestimmte Geschwulstformen der Blutbildung (Hämatoporese), Langzeitbehandlung mit Kortikoiden, Knochengewebsminderung (Osteoporose), Eiweißmangelsituation im Alter, chronische Leberkrankheiten.

Gegenanzeigen

Die verschiedenen Primoblan-Präparate dürfen nicht angewendet werden während einer Schwangerschaft, weil sie wie alle Anabolika eine geringe androgene Wirkkomponente haben. Als Folge davon können weibliche Neugeborene Zeichen einer Vermännlichung aufweisen. Wegen dieser geringen Androgenwirkung sind sie auch nicht Patienten mit Prostatakarzinom zu injizieren, da Androgene die Krankheit verschlechtern.

Nebenwirkungen

Bei weiblichen Patienten mit ausgeprägter Empfindlichkeit gegenüber androgenen Impulsen, die im Einzelfall nicht vorhersehbar ist, können in seltenen Fällen unerwünschte Folgen einer androgenen Restwirkung von Metenolonacetat bzw. -enantat auftreten, z. B. Akne, vermehrter Haarwuchs im Gesicht und an den Beinen, Stimmveränderungen. Diese Gefahr steigt bei hoher Dosierung und langdauerender Anwendung. Wenn bei Behandlung trotz leichter Ermüdbarkeit der Stimme, Rauhigkeit oder Heiserkeit fortgesetzt wird, ist eine nicht wieder rückgängig zu machende Vertiefung der Stimme möglich. Deshalb ist die Indikation für eine Anabolikumtherapie bei weiblichen Patienten streng zu stellen, und besonders Frauen mit Sing- oder Sprechberufen sollten vor Beginn der Therapie auf mögliche Stimmveränderung hingewiesen werden. Gelegentlich wird bei zykluslabilen Frauen der Menstruationstermin hinausgeschoben, wenn sie Primobolan-Depot in den ersten Zyklustagen injiziert bekommen.

Bei jugendlichen Patienten vor Abschluß der Pubertät ist die Behandlung zeitweilig zu unterbrechen (siehe unten), um Vermännlichungserscheinungen und eine beschleunigte Knochenreifung zu vermeiden.

Entwickelt sich bei Frauen mit bestimmten Geschwulstformen der Brustdrüsen oder des Genitalbereichs während der Hormongabe ein überhöhter Kalziumgehalt im Blut (Hyperkalzämie), muß die Therapie abgebrochen werden.

Dosierungsanleitung und Dauer der Anwendung

Soweit nicht anders verordnet, gelten folgende Richtlinien:

* Erwachsene
1 Ampulle Primobolan-Depot (100 mg) i. m. alle zwei Wochen, zur Weiterbehandlung nach gutem Anfangserfolg alle 3-4 Wochen. Bei zierlichen und übermäßig schlanken (asthenischen) Patientinnen sollte eine Dosis von 50 mg (1 Ampulle Primobolan-Depot mite) i. m. alle 2-3 Wochen nicht überschritten werden. Bei hochgradigen oder akuten Eiweißmangelzuständen (starke Kachexie, sehr hoch dosierte Glukokortikoidtherapie, nach Operationen oder Traumen mit großem Eiweißverlust) können die Anfangsdosen erhöht oder die Injektionsintervalle verkürzt werden, um rasch einen intensiven anabolen Effekt zu erzielen: 2 Ampullen (200 mg) Primobolan-Depot i. m. zur Anfangsbehandlung, weiter 1 Ampulle (100 mg) pro Woche. Zur Dauerbehandlung Vergrößerung der Intervalle auf 2-4 Wochen. Bei besonderen Indikationen, z.

B. bestimmten Geschwulstformen der Brustdrüsen oder des Genitalbereichs. Dauerbehandlung mit 100 mg Primobolan-Depot i. m. 1-2 Wochen oder 200 mg Primobolan-Depot i. m. alle 2-3 Wochen.

Bei Anwendung des kurzfristig wirkenden Primobolan (20 mg) wird alle 1-3 Tage 1 Ampulle i. m. injiziert.

° Jugendliche (15-18 Jahre über 50 kg KG) eine Ampulle Primobolan-Depot mite (50 mg) i. m. alle 2 Wochen. Bei jugendlichen Patienten vor Abschluß der Pubertät ist nach vierwöchiger Behandlung eine Pause von 4-6 Wochen einzulegen.

Art der Anwendung

Ölige Lösungen wie die Primobolan-Präparate sind ausschließlich intramuskulär zu injizieren; insbesondere ist eine Injektion in Blutgefäße zu vermeiden.

Besondere Hinweise

Bei Männern empfehlen sich regelmäßig rektale Untersuchungen der Prostata, wie sie auch im Rahmen der Vorsorgeuntersuchungen gefordert werden.

Äußerst selten sind nach Langzeitanwendung von Hormonen, zu denen auch der im Primobolan enthaltene Wirkstoff gehört, Veränderungen an der Leber beobachtet worden, die das Absetzen des Präparates erforderlich machen können. Daher ist der Arzt zu informieren, wenn ungewohnte Oberbauchbeschwerden auftreten, die nicht von selbst bald vorübergehen.

Packungen

Primobolan Depot:
1 und 3 Spitzampullen zu je 1 ml mit 100 mg
5 Ampullen zu je 1 ml mit 100 mg

Primobolan Depot mite:
1 und 3 Spitzampullen zu je 1 ml mit 50 mg
5 Ampullen zu je 1 ml mit 50 mg

Primobolan:
3 Ampullen zu je 1 ml mit 20 mg

6/5 D SC4 OB VI 823 Code-Nr. 663 Stand:12.1.1983
Schering Aktiengesellschaft Pharma D-1000 Berlin 65

Testverfahren

Die Wirksamkeit der Eiweiß- und Hormonbehandlung auf die Kraft- und die Muskelentwicklung wurde durch

- Krafttests,
- Gewichtskontrollen,
- Fettfaltenmessungen und die
- Erfassung der anthropometrischen Daten (Körpermaße) kontrolliert.

Die Aussagekraft der einzelnen Tests ist für sich allein gesehen sicher nicht sehr groß. Erst in der sich ergänzenden Gesamtbetrachtung ergeben sie ein zuverlässiges Bild über die Leistungsentwicklung. So sind Leistungssteigerungen bei Krafttests allein nicht aussagekräftig, da sie zu sehr den Motivationsschwankungen unterliegen. Erst die gleichzeitige Erfassung der Körpermaße und die Gewichtskontrollen geben Auskunft darüber, ob die Steigerung der Kraft auf einen echten Muskelzuwachs zurückzuführen ist. Eine positive Entwicklung bei den Krafttests bestätigt wiederum, daß es sich bei der Zunahme der Körpermaße nicht um eine vermehrte Fettspeicherung handelt. Die Fettfaltenmessungen in Verbindung mit den Gewichtskontrollen unterstützen letztendlich die Feststellung, ob eine Erhöhung des Gewichts auf einen Zuwachs an Muskel- oder Fettsubstanz zurückzuführen ist. Die Frage allerdings, ob es sich bei der Umfangzunahme des Muskels um einen wirklichen Aufbau von Eiweißsubstanz oder schlichtweg um eine vermehrte Wassereinlagerung handelt, kann weder durch die Umfangmessungen noch durch die Krafttests sichergestellt werden, da nach persönlicher Auskunft von Professor *Beuker* eine Steigerung der Kraft auch auf die verbesserte Winkelstellung der einzelnen Fasern innerhalb des Muskels durch vermehrte Wassereinlagerung zurückzuführen sein kann. In der Diskussion der Ergebnisse werden wir zu diesem strittigen Thema noch einmal Stellung nehmen müssen.

Krafttests

Die Krafttests wurden von Januar bis Oktober am Ende eines jeden Monats durchgeführt. Im Anschluß an ein standardisiertes Aufwärmprogramm wurde die dynamische Maximalkraft

— der Beinmuskulatur durch Kniebeugen,

— der Brustmuskulatur durch Bankdrücken,

— der Rückenmuskulatur durch Nackenziehen,

— der Schultermuskulatur durch Nackendrücken und

— der Armmuskulatur durch Bizeps-Curls gemessen.

Dabei kamen nur Leistungsverbesserungen von über 5 kg in Betracht, um Schwankungen in der Tagesform auszuschließen. An dieser Stelle sei erwähnt, daß es sich bei einer Leistungsverbesserung um 5 kg nicht um eine Muskelkraftsteigerung um denselben Betrag handelt. Die Muskeln müssen aufgrund der Hebelverhältnisse ein Vielfaches an Kraft aufbringen, um dem Lastwert zu entsprechen [23]. Da in unserem Experiment jedoch vornehmlich die Leistungsverbesserung und weniger die real geleistete Muskelkraft interessierte, konnte auf eine genaue Berechnung derselben mit Hilfe von Winkelbeschleunigungen und Trägheitsmomenten verzichtet werden.

Gewichtskontrollen

Zusammen mit den Krafttests wurden Gewichtskontrollen auf einer geeichten Waage durchgeführt.

Fettfaltenmessungen

Ergänzend zu den Gewichtskontrollen wurde die Fettfaltendicke direkt unterhalb des Bauchnabels durch Abziehen einer Hautfalte gemessen. Das Sportmedizinische Institut Münster stellte zu diesem Zweck ein Kaliper zur Verfügung.

Erfassung der anthropometrischen Daten (Körpermaße)

Die Körperteile wurden bei angespannter Muskulatur bzw. im eingeatmeten Zustand an der stärksten Stelle gemessen.

Medizinische Begleituntersuchungen

Zur Beurteilung des Gesundheitszustandes unterzogen sich die Probanden vor Beginn des Versuchs einer klinischen Untersuchung einschließlich Ruhe- und Belastungs-EKG sowie der Bestimmung von BSG, Leukozyten, Erythrozyten, Hb, HbE, Hämatokrit, Triglyceride, Cholesterin, HDL-Cholesterin, LDL-Cholesterin, Blutzucker, Harnsäure, Aldolase, Natrium, Kalium, Kalzium, Gesamt-Eiweiß, Elektrophorese, y-GT, GPT, GOT und GLDH. Ab April wurde die Leistungskontrolle auf dem Fahrradergometer sowie die Analyse des Blutserums monatlich fortgesetzt. Die Bestimmungsmethoden richteten sich nach den Empfehlungen der *Deutschen Gesellschaft für Klinische Chemie* [13]. Es wurden *optimierte Tests* unter Anwendung der *Biochemica-Test-Combinationen* der Firma *Boehringer Mannheim* durchgeführt. Drei Probanden stellten sich zusätzlich für eine Hormonuntersuchung zur Verfügung, die direkt vor sowie zwei Wochen nach der Anabolikaperiode stattfand.

Ergebnisse und Statistik [71]

Auswirkungen auf das Gewicht

Im Verlauf der Normalkostphase trainierten die drei Versuchsgruppen ohne eine feststellbare Veränderung des Körpergewichtes. Eine signifikante Gewichtszunahme erbrachte jedoch die Eiweißphase. In den Monaten April, Mai und Juni erreichte die Testgruppe eine Steigerung des Körpergewichtes um durchschnittlich 2,1 kg, die Kontrollgruppe sogar um durchschnittlich 2,7 kg. In der Anabolikaphase in den Monaten Juli und

August ließ sich bei der Kontrollgruppe ein weiterer Zuwachs von 0,5 kg beobachten. Infolge der Hormonbehandlung erhöhte die Testgruppe ihr Gewicht in der Anabolikaperiode nochmals um 3,9 kg. Innerhalb eines Zeitraumes von fünf Monaten, von April bis August, verzeichnete die Kontrollgruppe allein durch die Erhöhung der Eiweißzufuhr eine durchschnittliche Gewichtszunahme von 3,2 kg, während die Testgruppe unter Anwendung von Anabolika eine Gewichtszunahme von 6 kg zu verzeichnen hatte. Im Gegensatz dazu konnte die Normalkostgruppe während der gesamten Testphase keinen Anstieg des Körpergewichts verzeichnen.

Abb. 28: Gewicht

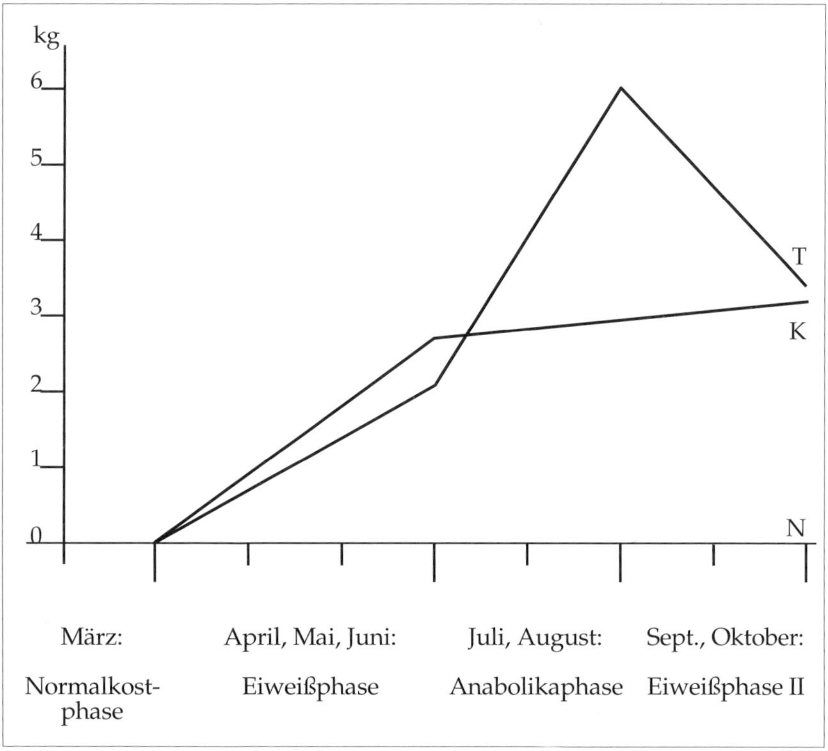

Das Ergebnis zeigt deutlich, daß sowohl durch eine Steigerung der Proteinzufuhr als auch durch die Anwendung anaboler Steroide ein signifikanter Gewichtsanstieg erzielt werden kann. Mit einer Eiweißdosierung von 1g/kg Körpergewicht, so wird weiterhin ersichtlich, ist bei fortgeschrittenem Trainingszustand kein Wachstum mehr möglich.

Statistisch sichern ließ sich auf dem Niveau 0,1 ein Zuwachs von 2,7 % durch eine vermehrte Eiweißzufuhr und von 5 % durch die Anwendung anaboler Steroide. Besonders auffällig ist jedoch die starke Gewichtsabnahme der Testgruppe nach Absetzen des Medikaments in der Eiweißphase II. Bereits nach zwei Monaten ist ein annähernder Ausgleich der Ergebnisse zwischen Eiweiß- und Anabolikagruppe erreicht. Die Effekte der Anabolika scheinen demnach auf den Zeitraum der Anwendung beschränkt zu sein.

Auswirkungen auf die Körpermaße

Während in der Normalkostphase über den gesamten Zeitraum hinweg keine morphologischen Veränderungen (Veränderungen der äußeren Gestalt) meßbar waren, zeigte die Eiweißphase eine ungleiche Zunahme der Körperumfänge von Test- und Kontrollgruppe. Die Kontrollgruppe erhöhte ihre Körpermaße um durchschnittlich 1 cm, die Testgruppe sogar um 2,5 cm. Im Verlauf der Anabolikaphase wies die Testgruppe eine weitere Umfangzunahme von durchschnittlich 3 cm auf, während die Kontrollgruppe lediglich einen Zuwachs von 0,5 cm verzeichnen konnte.

Analog zu den Auswirkungen auf das Körpergewicht zeigen auch diese Ergebnisse, daß sowohl eine erhöhte Proteinzufuhr als auch die Anwendung von Anabolika das Muskelwachstum forcieren. Die Ergebnisse der Normalkostgruppe machen fernerhin deutlich, daß mit einer Eiweißdosierung von 1 g/kg Körpergewicht bei fortgeschrittenem Trainingsniveau kein Muskelwachstum mehr erzielt werden kann. Obgleich die Ergebnisse der Kontrollgruppe auf keinem vernünftigen Niveau signifikant waren, ließ sich ein Muskelwachstum als Folge einer erhöhten Proteinzufuhr durch die Anabolikagruppe während der Eiweißphase auf dem Niveau 0,005 statistisch sichern. Im Verlauf der Anabolikaphase war die Umfangzunahme auf gleichem Niveau signifikant.

Abb. 29: Anthropometrische Daten

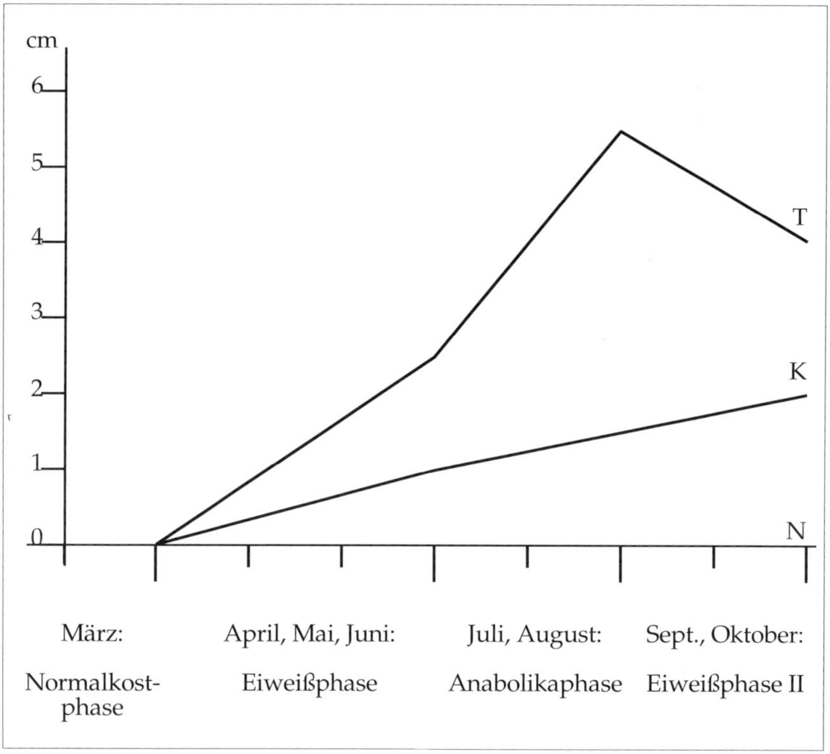

Auswirkungen auf die Kraft

Während der Monate Januar, Februar und März erreichte keine der drei Testgruppen einen Kraftanstieg. Demgegenüber war der Leistungszuwachs der Test- und Kontrollgruppe während der Eiweißperiode höchst bemerkenswert. Die Kontrollgruppe steigerte ihre Kraftleistung um durchschnittlich 10 kg, die Testgruppe sogar um durchschnittlich 11 kg. Im Verlauf der Anabolikaphase erzielte die Kontrollgruppe eine weitere Leistungssteigerung um durchschnittlich 4 kg, die Testgruppe infolge der Hormonbehandlung sogar um durchschnittlich 9 kg. Bezeichnend für die Anabolika war wie bei den Auswirkungen auf das Körpergewicht der starke Leistungsabfall nach Absetzen des Präparates in der Eiweißphase II. Keinerlei Kraftanstieg verzeichnete die Normalkostgruppe.

Abb. 30: Kraftverlaufskurve

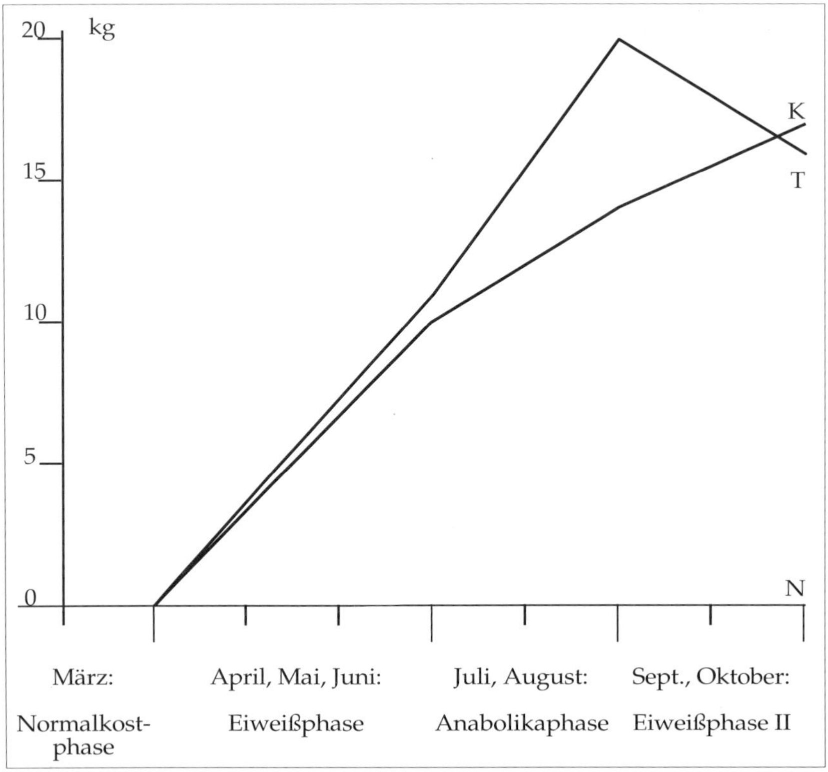

Statistisch sichern ließ sich über den Zeitraum von April bis Juni ein Kraftzuwachs von 26,8 % für die Testgruppe und um 21,36 % für die Kontrollgruppe auf dem Niveau 0,05. Im Verlauf der Anabolikaperiode erreichte die Testgruppe auf gleichem Niveau eine Steigerung um 9,98 %, die Kontrollgruppe hingegen nur um 4,19 %. Diese Ergebnisse stimmen wiederum überein mit den Resultaten bezüglich des Gewichts und der Körpermaße. Sowohl durch die Erhöhung der Eiweißzufuhr als auch durch die Anwendung anaboler Steroide ist eine erhebliche Leistungssteigerung erreichbar. Die reale Kraftsteigerung unterstreicht außerdem die Behauptung, daß die Zunahme der Körpermaße und die Erhöhung des Gewichts nicht auf eine vermehrte Speicherung von Körperfett beruht, sondern auf einem Muskelzuwachs. Fraglich bleibt jedoch, ob der Muskelzuwachs auf den zusätzlichen Aufbau von Körpereiweiß oder aber auf Wasserspeicherung im Muskel zurückzuführen ist.

Auswirkungen auf die Fettfraktionen

Während die Test- und die Normalkostgruppe im Verlaufe der gesamten Testphase ihr Körperfett konstant hielten, ließ sich bei der Kontrollgruppe eine Erhöhung des Fettanteils in den Monaten Mai und Juni feststellen. Im August waren die Werte jedoch bereits normalisiert, so daß sie auf die Ergebnisse bezüglich des Körpergewichtes über den Zeitraum von April bis August keinen Einfluß hatten. Die Veränderungen standen mit dem Versuch nicht in Zusammenhang. Auch diese Ergebnisse unterstützen die Behauptung, daß es sich bei der Steigerung des Körpergewichts und der Umfangszunahme um einen echten Zuwachs an Muskelmasse handelte.

Auswirkungen auf das Allgemeinbefinden

Charakteristisch für die niedrige Eiweißdosierung im März war eine offenkundige Lustlosigkeit gegenüber dem Training. Die

Erhöhung der Proteinzufuhr bewirkte jedoch schon im April eine spürbare Vitalisierung. Durch die Anabolikagaben wurde keine weitere Verbesserung des Allgemeinbefindens erreicht. Die erwartete Steigerung der Trainingsmotivation blieb aus.

Auswirkungen auf die Gesundheit

Gesundheitsschäden konnten durch die Untersuchungen des Blutserums weder aufgrund der erhöhten Eiweißaufnahme noch durch die Anwendung von Anabolika nachgewiesen werden. Eine häufig auftretende Steigerung der Aldolaseaktivität im Serum um das Zweifache der Norm ist bei einer intravasalen Halbwertzeit von 21 Stunden auf das Training am Abend vor der Blutentnahme zurückzuführen [9]. Ebenso sind vereinzelt auftretende Erhöhungen der $Alpha^{1}$- und $Alpha^{22}$-Fraktionen zu bewerten [24]. Überdies wies das Blutbild keine pathologischen Veränderungen auf. Bei den Hormonuntersuchungen fiel indes ein deutlicher Rückgang der Testosteronwerte nach Anabolikaeinnahme auf (siehe Seite 54).

Die Zusammenfassung der Ergebnisse

Mit einer Eiweißdosierung von 1 g/kg Körpergewicht am Tag konnte weder ein Kraft- noch ein Muskelzuwachs erzielt werden. Eine erhebliche Leistungssteigerung und Hypertrophie der Muskulatur wurde durch die Erhöhung der Proteinzufuhr auf 3 bis 4 g/kg Körpergewicht am Tag nachgewiesen. Die zusätzliche Anabolikaeinnahme bewirkte einen weiteren signifikanten Muskelzuwachs. Charakteristisch für den Einsatz der anabolen Steroide war der Leistungseinbruch und die Muskelatrophie nach Absetzen des Medikaments.

Bei der Umfangszunahme handelte es sich ebenso wie bei der Erhöhung des Gewichts um einen Zuwachs an Muskelmasse, da die Fettfraktionen sowohl durch die vermehrte Proteinzufuhr als auch durch die Anwendung anaboler Steroide unberührt blieben. Ob der Muskel- und Kraftzuwachs auf einen echten Substanzgewinn oder auf reine Wasserspeicherung zurückzuführen war, konnte die Untersuchung nicht erbringen. In der Diskussion der Ergebnisse muß darauf noch einmal eingegangen werden.

Gesundheitsschäden wurden nicht festgestellt. Nach der Anabolikaeinahme fiel jedoch ein deutliches Absinken der körpereigenen Testosteronwerte auf.

Die geringe Proteinzufuhr im März rief eine spürbare Antriebslosigkeit gegenüber dem Training hervor. Durch die Erhöhung der Eiweißaufnahme wurde eine Steigerung der Trainingsmotivation erzielt. Die Einnahme von Anabolika hatte dagegen keinen Einfluß auf die Motivation.

Tabellen

Tab. 1: Gewicht Testgruppe

Datum	30. 3.	30. 6.	30. 8.	30. 10.	
Proband 5	68,5	70	75	73	kg
Proband 6	67,5	68	69,5	68	kg
Proband 7	62	65	69,5	68,5	kg
Proband 8	89,5	93	96	94	kg
Proband 9	68,5	70,5	76	73	kg
Durchschnitt	71,2	73,3	77,2	75,3	kg

Tab. 2: Gewicht Kontrollgruppe

Datum	30. 3.	30. 6.	30. 8.	30. 10.	
Proband 3	83,5	86	86,5	87	kg
Proband 4	76,5	79,4	80	80,4	kg
Durchschnitt	80	82,7	83,2	83,7	kg

Tab. 3: Gewicht Normalkostgruppe

Datum	30. 3.	30. 6.	30. 8.	30. 10.	
Proband 1	93	93,4	93	92,8	kg
Proband 2	79	79,2	79,4	79,2	kg
Durchschnitt	86	86,3	86,2	86	kg

Tab. 4: Anthropometerische Daten Testgruppe

Datum	30. 3.	30. 6.	30. 8.	30. 10.	
Proband 5	70	72	74	73	cm
Proband 6	72	74,5	76	75	cm
Proband 7	72	75	79	77	cm
Proband 8	79	81,5	85,5	83,5	cm
Proband 9	72	74,5	78	76,5	cm
Durchschnitt	73	75,5	78,5	77	cm

Tab. 5: Anthropometerische Daten Kontrollgruppe

Datum	30. 3.	30. 6.	30. 8.	30. 10.	
Proband 3	78	78,5	79	80	cm
Proband 4	74	75,5	76	76	cm
Durchschnitt	76	77	77,5	78	cm

Tab. 6: Anthropometrische Daten Normalkostgruppe

Datum	30. 3.	30. 6.	30. 8.	30. 10.	
Proband 1	80	80	80	80	cm
Proband 2	70	70	70	70	cm
Durchschnitt	75	75	75	75	cm

Anm.: Bei den Angaben zu den anthropometrischen Daten handelt es sich um die Durchschnittswerte der Umfänge von Brust, Schultern und Armen. Die Beinumfänge flossen wegen zweier Knieverletzungen und damit verbundenem Trainingsausfall nicht mit in die Berechnungen ein.

Tab. 7: Kraftverlauf Testgruppe

Datum	30. 3.	30. 6.	30. 8.	30. 10.	
Proband 5	62,5	68,75	78,75	74,5	kg
Proband 6	65	76,25	83,75	79,5	kg
Proband 7	72,5	86,25	95	88,75	kg
Proband 8	72,5	86,25	96,25	93,5	kg
Proband 9	60	70	78,5	76,25	kg
Durchschnitt	66,5	77,5	86,5	82,5	kg

Tab. 8: Kraftverlauf Kontrollgruppe

Datum	30. 3.	30. 6.	30. 8.	30. 10.	
Proband 3	67	79	83	85	kg
Proband 4	57	65	69	73	kg
Durchschnitt	62	72	76	79	kg

Tab. 9: Kraftverlauf Normalkostgruppe

Datum	30. 3.	30. 6.	30. 8.	10. 10.	
Proband 1	72	72	72	72	kg
Proband 2	60	60	60	60	kg
Durchschnitt	66	66	66	66	kg

Anm.: Bei diesen Angaben handelt es sich um die Durchschnittswerte der Übungen Bankdrücken, Nackenziehen, Nackendrücken und Bizepscurls. Die Kniebeugen flossen wegen der bereits erwähnten Knieverletzungen und damit verbundendem Trainingsausfall nicht mit in die Berechnungen ein.

Tab. 10: Hormonwerte der Testgruppe

Anm.: Drei Probanden stellten sich für die Messung der LH-, FSH- und Testosteronwerte zur Verfügung.

Proband 9		Proband 5		Proband 7		Norm*	Maß
8,72	9,87	9,23		8,83	8,07	2–10	miE/ml LH
4,07	2,41	3,25	3,72	3,56	3,50	2–10	miE/ml FSH
5,04	3,84	5,42	1,40	7,03	2,93	4–9	ng/ml Testost.
v.	n.	v.	n.	v.	n.		

* Norm bis zu einem Alter von 40 Jahren

v. = vorher
n. = nacher

Diskussion der Ergebnisse

Protein

Die übliche Mischkost für den Normalverbraucher sollte die Nährstoffe Kohlenhydrate, Fett und Eiweiß in einem Verhältnis von 60 % Kohlenhydrate, 25 % Fett und 15 % Eiweiß enthalten [69]. Die Relation der Nährstoffbestandteile ist jedoch Schwankungen unterworfen. So steigt bei langandauernder, schwerer Arbeit der Fettanteil, beim Training auf Ausdauer und beim Krafttraining der Eiweißgehalt der Nahrung [47]. Nach Empfehlungen der WHO und FAO (*World Health Organisation, Food and Agriculture Organisation*) wird in der Ernährungsphysiologie die Mindestmenge Eiweiß zur Aufrechterhaltung der vollen körperlichen Leistungsfähigkeit mit 0,8 g/kg/Tag für den erwachsenen Menschen angegeben [48]. Der Bedarf des Sportlers liegt jedoch weitaus höher. *Nöcker* [50] und *Prokop* [53] halten in Ausdauersportarten eine Zufuhr von 1,2 g/kg/Tag bis 1,5 g/kg/Tag für erforderlich. *Diebschlag* [12] empfiehlt Dosierungen bis 2 g, *Konopka* [42] bis 2,5 g/kg/Tag. Unterschungen von *Krüger und Strathmann* [43] haben ergeben, daß auch Ausdauersportler bis zu 3 g/kg am Tag zu sich nehmen sollten. Die positiven Effekte der hohen Proteindosierung führen sie auf die erhöhte Konzentration an Myoglobin und sauerstoffübertragenden Enzymen im Muskel bei Eiweißüberschuß zurück. Des weiteren könnte die erhöhte Phosphatzufuhr durch das Protein die Ausdauerleistungsfähigkeit steigern, da zur Bildung von ATP ausreichend Phosphat vorhanden sein muß. Einschränkend sollte jedoch darauf hingewiesen werden, daß die Zufuhr großer Fleischmengen zu einer Verschlechterung der spezifisch dynamischen Stoffwechselwirkung führt. Bei Ausdauerleistungen wird so die Ökonomie des Körpers unrationell, da es zu einer vermehrten Inanspruchnahme des Leberglykogens kommt. Des weiteren führt ein hoher Fleischverzehr zu einer verstärkten Übersäuerung des Blutes und damit zu einer erhöhten Ermüdungsbereitschaft. Da Milch stark alkalisierend wirkt, wird der Zustand der Übersäuerung durch die Zufuhr von Milcheiweiß jedoch stark verringert [53]. Berücksichtigt werden muß weiterhin, daß durch eine erhöhte Eiweißzufuhr das Nahrungsvolumen stark ansteigt, der Magen-Darm-Trakt übermäßig belastet wird und eine erhöhte Cholesterin- und Purinaufnahme kaum vermieden werden kann. Daher sind Nahrungskonzentrate für den Sportler vorzuziehen. Sie enthalten weder Cholesterin noch Purin und sind überdies leicht verdaulich.

Die Angaben für den Kraftsportler gehen weit auseinander. Einig sind sich die Autoren [47, 50, 59] jedoch, daß nur mit einem Überschuß an Eiweiß ein Substanzzuwachs erreicht und auf voller Funktionshöhe gehalten werden kann. Analog dazu zeigte unser Experiment, daß bei fortgeschrittenem Trainingsniveau mit einer Proteindosierung von 1 g/kg/Tag kein Muskelwachstum mehr zu erzielen ist. *Diebschlag* [12] veranschlagt demgemäß für den Kraftsportler je nach Alter, Geschlecht, Leistungsstand, Trainingsintensität und -häufigkeit eine Proteinzufuhr von 2 bis 4 g/kg/Tag. Eine Dosierung, die auch in unserem Experiment zu einem deutlichen Anstieg der Leistungsfähigkeit führte. Die Angaben anderer Autoren [27, 29, 42, 43, 47, 50, 53, 59] bewegen sich ebenfalls in diesem Rahmen. Aus dem Rahmen dagegen fällt eine Untersuchung von *Tarnopolsky* [67], der bereits 1,2 g/kg/Tag für ausreichend hält. Nach einer Notiz von *Krüger* [44] werden heute jedoch schon wieder doppelt so hohe Dosierungen empfohlen.

Negative Auswirkungen einer gezielt hohen Eiweißaufnahme sind bisher nicht bekannt [42] und konnten auch in unserem Versuch nicht nachgewiesen werden. Einschränkend muß jedoch auf die Risiken einer erhöhten Zufuhr von tierischem

Eiweiß hingewiesen werden (Cholesterin und Purin). Auch von einer Überdosierung der Nahrungskonzentrate muß abgeraten werden. Übersteigt die Eiweißaufnahme wesentlich den Proteinbedarf, kommt es durch Veränderungen der Darmflora zu Fäulnisbildung. Bei einer Eiweißzufuhr, die 20 % der Gesamtenergieaufnahme übersteigt, speichert der Körper das Protein in Form von Fett oder nutzt es auf unökonomische Weise zur Energiegewinnung [12].

So positiv sich ein Eiweißüberschuß auf die Leistungsfähigkeit auswirkt, so abträglich sind die Folgen eines Eiweißmangels. Während eine erhöhte Proteinzufuhr die Erregbarkeit des Nervensystems steigert und zu einer Verbesserung der Konzentrationsfähigkeit führt, kommt es schon durch kurzfristigen Eiweißmangel zu einer verminderten Aktivität verschiedener Fermentsysteme. Für den Sportler bedeutet das eine herabgesetzte Leistungsbereitschaft, Lust- und Energielosigkeit [50]. Die Folgen des Eiweißdefizits sind ablesbar an der Senkung des Stoffwechsels und am allmählichen Abbau von Körpereiweiß, speziell des Muskelgewebes [53]. In unserem Versuch führte schon eine Eiweißbeschränkung auf 1 g/kg/Tag zu einem deutlichen Absinken der Trainingsmotivation. Ein bestehendes Eiweißdefizit läßt sich durch eine vermehrte Proteinzufuhr zwar ausgleichen, die Steigerung der körperlichen und geistigen Leistungsfähigkeit nimmt jedoch einige Zeit in Anspruch [12].

ANABOLIKA

Wirkung der Anabolika

Schon 1935 entdeckten *Kochakian und Murlin* die eiweißaufbauende Wirkung des männlichen Geschlechtshormons Testosteron [38]. Da die biogenen Androgene jedoch gleichermaßen anabol wie androgen wirksam sind, standen der therapeutischen Anwendung unerwünschte Begleiterscheinungen wie Vermännlichung bei Frauen und vorzeitiger Epiphysenschluß bei Jugendlichen entgegen [8]. Die Ausschaltung der nicht unerheblichen Nebenwirkungen war maßgebend für den Versuch, eine Dissoziierung der anabolen und der androgenen Wirkungskomponente zu errreichen [45]. 1953 fanden *Hershberger et alt.* eine Verbindung, bei der die Dissoziation als ausreichend gelungen angesehen werden durfte. Damit war ein anaboles Steroid entwickelt, das in der klinischen Therapie eingesetzt werden konnte [19].

Die synthetischen Präparate wirken sich ebenso wie die natürlichen Androgene auf das Allgemeinbefinden und den Appetit, vor allem aber auf die primären und sekundären Geschlechtsmerkmale des Mannes aus. Sie beeinflussen damit den Hoden, die Prostata, die Samenblase, die Behaarung, die Stimmbänder, die Talgdrüsensekretion sowie den Eiweißstoffwechsel [41]. Ob sie jedoch beim Leistungssportler wirksam sind, ist nach wie vor umstritten. *Keul* [14] nennt 25 Arbeiten, die sich mit der Wirksamkeit von anabolen Steroiden befassen. Keine oder sogar eine negative Beeinflussung belegen nur ein Drittel der Versuche. *Krüskemper* [14] schränkt jedoch ein, daß es sich bei den 25 Arbeiten nur um acht Doppelblindstudien handelt, von denen sieben keine Auswirkungen zeigen. Im einzelnen wurden dabei untersucht:

– die Auswirkungen auf Gewicht, Kraft und Muskelumfang,
– die Fettfraktionen,
– das Herz-Kreislauf-System,
– die Stickstoffbilanz,
– die anaerobe Stoffwechselkapazität,
– Lactat, Pyruvat und Glucose,
– die Sauerstoffaufnahmefähigkeit,
– den Hormonstatus,
– das Allgemeinbefinden,
– die Gesundheit,
– Frauen, Kinder und Jugendliche
– und auf die Psyche.

Relativ einheitlich beurteilen die Autoren die Wirkung auf das Körpergewicht. Untersuchungen von *Casner u. Mitarb.* [65], *Munson* [20], *Freed* [21], *Hervey u. Mitarb.* [28], *Steinbach* [64], *Johnson und O´Shea* [34], *Win-May und Mya-Tu* [70], *Szabo-Walstab* [66], aber auch praktische Erfahrungen von Spitzensportlern sowie unsere eigenen Untersuchungen unterstreichen den Einfluß der Anabolika auf das Körpergewicht. Keine bemerkenswerten Veränderungen hinsichtlich des Gewichts fanden lediglich *Fowler u. Mitarb.* [65] sowie *Fahey* und *Brown* [65]. Da Auswirkungen auf die Fettfraktionen nach einheitlicher Auffassung der Autoren sowie den eigenen Untersuchungen unerheblich sind, ist der Gewichtszuwachs eindeutig in der Muskulatur zu suchen [34, 36, 70]. Kontrovers diskutiert wird jedoch die Frage, ob es sich dabei um eine vermehrte Wasserrückhaltung oder um einen effektiven Muskelzuwachs handelt. Als Parameter hierfür gelten die Ergebnisse hinsichtlich der Kraftfähigkeiten. Keine Verbesserung der Kraft fanden *Casner und Munson* [65]. Sie führen die Gewichtszunahme daher auf Wasserspeicherung in der Muskulatur zurück. Obwohl *Freed* [21] eine signifikante Leistungsverbesserung nachweisen konnte, schließt auch er auf Wasserrückhaltung, da nach Absetzen des Medikaments trotz anhaltender Verbesserung der Kraft das Gewicht bis auf den Ausgangswert drastisch abfiel. In einem persönlichen Gespräch war *Beuker* der Ansicht, daß die vermehrte Wassereinlagerung eine günstigere Arbeitswinkelstellung der Muskulatur nach sich zieht, auf die die verbesserten Kraftleistungen zurückzuführen sind. Er glaubt daher ebenfalls nicht an einen echten Substanzzuwachs. *Hervey und Mitarb.* [28] fanden zwar keine Steigerung der Kraft, wohl aber eine Zunahme des Körperkaliums um 420 mmol. Eine Steigerung um 300 +/– 54 mmol ließe auf eine effektive Muskelhypertrophie schließen, eine Zunahme um 530 +/– 36 mmol auf Wasserretention. Der gemessene Wert von 420 mmol liegt jedoch genau dazwischen und läßt die diesbezüglichen Fragen weiterhin offen.

Die Mehrzahl der Autoren ist dennoch überzeugt von der myotropen Wirkung der Anabolika. Sowohl die Untersuchungen von *Nowacki* [51], *Keul* [36], *Win-May und Mya-Tu* [70] sowie *Johnson und O`Shea* [34] als auch unser eigenes Experiment zeigten eine deutliche Korrelation zwischen Muskelquerschnittszunahme, Gewichtssteigerung und Kraftzuwachs. *Steinbach* [64], der bei einer Untersuchung an 125 Jugendlichen zu gleichen Resultaten kam, schränkt jedoch ein, daß ein Spitzensportler mit solchen Ergebnissen nicht zu rechnen habe. Dem widersprechen andererseits die praktischen Erfahrungen vieler Athleten. *Gottstein* [22] schließt aufgrund einer Reduzierung des Harnstoffgehalts im Blut auf einen anabolen Effekt. Anhand von Stickstoffbilanzuntersuchungen schreibt auch *Kleinen* [38] den Anabolika eine myotrope Wirkung zu. Nach 15 bis 20 Tagen tritt jedoch trotz kontinuierlicher Anabolikaeinnahme eine Abnahme der Stickstoffretention auf, die auch durch eine Erhöhung der Dosierung nur kurzfristig aufgehalten werden kann.

Abweichende Schlußfolgerungen zieht *Freed* [21]. Er führt die Leistungssteigerungen seiner Probanden auf eine verbesserte Erholungsfähigkeit zurück, da die Sportler scheinbar weniger anfällig für Müdigkeit waren und somit länger, häufiger und härter trainieren konnten. Auch *Keul* [36] berichtet von einer verbesserten Erholungsfähigkeit, unterstützt durch *Johnson und O´Shea* [34], die ein Fehlen von Muskelkater und Muskelschmerzen beobachteten.

Andere namhafte Wissenschaftler bezweifeln die myotrope Wirkung der Anabolika, da sie motivationale Faktoren als ausschlaggebend für die physischen Leistungsverbesserungen der Sportler ansehen. Untermauert wird diese Ansicht durch die subjektiv empfundene verbesserte Trainingsmotivation, von der unter anderem *Gottstein* [22] berichtet. Doppelblindstudien von *Ariel* [3], *Ariel und Saville* [4] sowie *Stamford und Moffatt* [62] bestätigen zwar eine meßbare Leistungssteigerung aufgrund des psychologischen Effekts von Placebos, die Wirksamkeit der anabolen Hormone war jedoch signifikant höher. Die Autoren schreiben den Anabolika daher sowohl eine psychologische als auch eine physiologische Wirkung zu.

Anscheinend beschränken sich die Wirkungen der Anabolika nicht auf die Skelettmuskulatur, sondern üben auch nachhaltigen Einfluß auf das Herz-Kreislauf-System aus. Während *Stromme* [65] eine Verschlechterung der aeroben Leistungsfähigkeit feststellte, zeigt die Mehrzahl der Untersuchungen einen positiven Effekt auf die Kreislaufsituation. *Hettinger* [19], *Gottstein* [22] sowie *Keul* [36] und *Fischinger* [19] fanden eine deutliche Erniedrigung der Herzfrequenz. Keul wertet dies als ökonomisierenden Prozeß der anabolen Steroide. *Johnson und O`Shea* [34] sehen in der von ihnen nachgewiesenen signifikanten Verbesserung des Sauerstoffaufnahmevermögens ebenfalls den Ausdruck einer erhöhten Ausdauerleistungsfähigkeit. Auch die Reduktion des Laktat- und Pyruvatspiegels wird als positiver Effekt auf die Ausdauerleistungen bewertet. Nach Ansicht *Fischin-*

gers [19] zeigen die Anabolika einen ähnlichen Effekt wie ein Training auf Ausdauer.

Nebenwirkungen

Anabolika sind synthetische Abkömmlinge des männlichen Sexualhormons Testosteron. Entsprechend führt nach Angaben von *Mader* [46] schon eine drei- bis vierwöchige Einnahme von Anabolika bei Frauen zu Vermännlichungserscheinungen, das heißt zur Vertiefung der Stimme, Fetten der Haut, Akne, Klitorishypertrophie, Verkleinerung der Brüste, Steigerung der Libido, Vermännlichung der Bart- und Schambehaarung bis hin zur Glatzenbildung [5]. Speziell in Verbindung mit einem intensiven Krafttraining entwickelt sich eine eher maskuline Körpergestalt mit kräftiger Muskulatur, schmalen Hüften und einer Verstärkung des Schulter- und Thoraxbereichs [5]. Menstruationsstörungen sind die Folge der hemmenden Wirkung der Anabolika auf die Hypophyse [49]. Zwar bilden sich die meisten der genannten Vermännlichungserscheinungen nach Absetzen des Medikaments zurück, in bezug auf die Stimmvertiefung muß jedoch mit einer irreversiblen Schädigung gerechnet werden [5]. Absolut kontraindiziert sind Anabolika während der Schwangerschaft, da die Einnahme anabol wirksamer Hormone hier zu Pseudohermaphroditismus führen kann [39]. Bei diesem Krankheitsbild handelt es sich um das Vorhandensein der Keimdrüsen des einen und der Geschlechtsmerkmale des anderen Geschlechts [54].

Von der Anwendung anaboler Steroide im Wachstumsalter ist ebenfalls abzuraten. Alle derzeitigen Präparate beschleunigen die Knochenreifung und können so zur Kleinwüchsigkeit führen [40]. Des weiteren ist die vorzeitige Einleitung der Pubertät zu befürchten, da bei Jugendlichen das Sexualzentrum im Zwischenhirn noch nicht voll ausgebildet ist [14].

Die Nebenwirkungen anaboler Steroide auf den erwachsenen

Mann sind *Donike* [16] zufolge „je nach chemischer Struktur qualitativ und quantitativ unterschiedlicher Art". Generell genannt werden orthopädische Verletzungsanfälligkeit, Leberschädigungen, Prostatabeschwerden, Hodenschrumpfung, Auswirkungen auf den Hormonstatus, Verlust der Samenzellbildung, Gynäkomastie (Vergrößerung der Brustdrüsen), Schädigungen des kardiovaskulären Systems, Bluthochdruck, Entgleisungen des Mineral-, Kohlenhydrat- und Fettstoffwechsels, erhöhte Aggressivität, Entartung von Muskelgewebe sowie Übelkeit und Völlegefühl.

Als Intoleranzsymptome sind Durchfall, Zungenbrennen, Übelkeit, Erbrechen, Benommenheit, Völlegefühl, Appetitverlust und Schwäche bekannt [58]. Beschwerden dieser Art traten in unserem Versuch jedoch nicht auf. Ein ebenfalls charakteristischer Nebeneffekt stark androgen wirksamer Steroide ist die extrem gesteigerte Aggressivität der Probanden. Unter dem Einfluß von Metenolonenantat waren derartige psychische Veränderungen in unserer Untersuchung jedoch ebenfalls nicht nachweisbar. Auch orthopädische Nebeneffekte konnten in wissenschaftlichen Studien derzeit noch nicht nachgewiesen werden [26]. Dennoch besteht die Gefahr, daß Bänder, Sehnen und Knochen der vermehrten Muskelkraft nicht standhalten können. Die Folge sind Sehnenrupturen, Distorsionen und Gelenkentzündungen [32]. Speziell bei Anfängern sollte aus diesem Grund auf eine medikamentöse Leistungssteigerung verzichtet werden, da die Belastbarkeit der Sehnen und Bänder in keinem angemessenen Verhältnis zur Muskelkraftentwicklung steht [26]. Die Gründe für Gelenkbeschwerden nach Absetzen der Medikamente sind bisher nicht bekannt. Es wird jedoch vermutet, daß es sich um die Folgen eines exzessiven Trainings während der negativen Stickstoffbilanzphase handelt, die sich über einen Zeitraum von bis zu drei Monaten erstrecken kann [26]. EMG-Untersuchungen geben Anlaß zu der Annahme, daß es sich bei der durch Steroide gewonnenen Muskelmasse um ein strukturell schwächeres Gewebe handelt, wodurch die zunehmende Anfälligkeit für Verletzungen erklärbar wird, die sich vor allem nach langzeitiger Anwendung von Testosteron beobachten läßt [26].

Besonders gravierend sind die hormonellen Nebenwirkungen der Anabolika. Sowohl *Shepard* [60] als auch *Reinhard* [55] und *Nöcker* [50] konnten in Doppelblindstudien den Nachweis über eine signifikante Reduktion von LH und Testosteron erbringen. Die Untersuchungen von Nöcker und Reinhard ergaben fernerhin eine Verringerung des Hodenvolumens um 12 bis 14 %. Auch in einer Studie von *Stromme* [65] sowie in unserem eigenen Experiment ließ sich eine signifikante Abnahme des Testosteron-Levels nachweisen, jedoch blieben die Blutwerte für LH und FSH konstant. Die von Stromme und uns verwandten Präparate scheinen also keinen Einfluß auf die Hypophysen-Hoden-Funktion zu haben. Bei der Reduktion des Testosteronspiegels und der damit verbundenen Abnahme der Spermienzahl handelt es sich um reversible Phänomene, die sich nach eigenen Ergebnissen innerhalb von ein bis drei Monaten normalisieren, vorausgesetzt, die Spermatozoendichte betrug vor der Verabreichung mehr als 20 Mill. Spermien/ml. [40]. Nach Ansicht von *Hook* [31], die bei 12 Bodybuildern erst zwei Jahre nach Absetzen der Anabolika wieder einen Normalbefund erheben konnte, scheint die vorübergehende Zeugungsunfähigkeit ihrer Patienten jedoch weniger eine Frage des Präparates als vielmehr der Dosierung und der Anwendungsdauer zu sein. Potenzstörungen und Prostatabeschwerden, von denen *Nöcker* [50] berichtet, werden jedoch weder von *Shepard* [60], *Keul* [36] und *Reinhard* [55] noch von den eigenen Probanden bestätigt. Prophylaktische, rektale Kontrollen der Vorsteherdrüse werden jedoch auch von seiten des Herstellers empfohlen (siehe Seite 39).

Die gutartige Vergrößerung der männlichen Brustdrüse, auch Gynäkomastie genannt, ist häufig die Folge langandauernder und hochdosierter Anabolikaeinnahme, vor allem bei Präparaten mit einer stark androgenen Komponente. Nach Absetzen des Medikaments normalisiert sich zwar diese Erscheinung, häufig bilden sich jedoch Knötchen, die nur operativ entfernt werden können [26].

Senkungen des Nüchternblutzuckers sowie eine herabgesetzte Glucosetoleranz gelten als Auslöser für Diabetes. In Untersuchungen von *Keul* [36] konnten Auswirkungen auf den Blutzuckerspiegel jedoch nur für 17-methylierte anabole Steroide festgestellt werden. 19-Nor-Testosterondecanoat hatte demgegenüber keinen Einfluß auf den Glucosespiegel im Blut. In unserer eigenen Untersuchung blieben die Cholesterin-, Triglyceride- und Glucosewerte unter Metenolonenantat ebenfalls konstant.

Hinsichtlich der negativen Auswirkungen auf die Leber ergaben die Untersuchungen von *Keul* [36] keine abweichenden Befunde bei der Verabreichung von Nandrolondecanoat (*Deca-Durabolin*), wohl aber pathologische Erhöhungen der GOT, GPT, alkalischen Phosphatase und des Bilirubins nach gleichzeitiger Einnahme von Metandrostenolon (*Dianabol*). Obwohl die Behandlung mit Nandrolondecanoat fortgesetzt wurde, normalisierten sich die Werte nach Absetzen des alkylierten Steroids innerhalb von ein bis drei Monaten. Selbst bei einer Verabreichungsdauer von mehr als drei Jahren konnten unter Nandrolondecanoat keine Anzeichen für eine Schädigung nachgewiesen werden. Wie in der Untersuchung von Keul waren auch in unserer Arbeit unter Metenolonenantat (*Primobolan-Depot*) keine pathologischen Veränderungen nachweisbar. Negative Einflüsse auf die Leber sind demzufolge fast ausschließlich durch C-Keto-Androgene sowie 17-alpha-alkylierte Steroide zu erwarten [2]. Darüber hinaus ist die Frage nach den Langzeitwirkungen der Anabolika bis heute noch nicht geklärt. Wie beim Alkohol- oder Nikotinmißbrauch ist davon auszugehen, daß letzten Endes auch hier die Dauer der Einnahme und die Dosierung das Gift ausmacht. So ist der plötzliche Tod des Hammerwerfers Gerstenberg durch schwere Leberschäden und Schäden an der Bauchspeicheldrüse ein alarmierendes Signal. Gerstenberg hat *Dem Spiegel* [61] zufolge neun Jahre lang Anabolika verabreicht bekommen. Allerdings soll er auch dem Alkohol zugesprochen haben, so daß eine eindeutige Schuldzuweisung nicht möglich ist. Laut *Keul* [61] ist bisher kein Todesfall bekannt, der eindeutig auf Leberschädigungen durch Anabolika zurückzuführen wäre.

Die größten Bedenken gegenüber der Verabreichung von Anabolika äußert *Hatfield* [26] hinsichtlich der Schädigungsmöglichkeit des kardiovaskulären Systems. Beeinträchtigungen des Glucose-, Triglyceride- und Cholesterin-Metabolismus sowie die ansteigende Insulinsekretion und die Erhöhung der Kortisolkonzentration im Blut können zur Arteriosklerose führen. Gerade in jüngster Vergangenheit scheinen sich Hatfields Bedenken auf dramatische Weise zu bewahrheiten. So schreibt *Beuker* [7] in seinem medizinischen Nachruf zum Tode von Mohamed Benaziza: „Es muß mit großer Wahrscheinlichkeit angenommen werden, daß sich aufgrund des Mißbrauchs anaboler Steroide und Wachstumshormone seine inneren Organe im Sinne einer ausgeprägten Arteriosklerose verändert haben, wodurch bei gleichzeitiger Wasser- und Mineralverarmung ganz offensichtlich ein Hinterwandinfarkt entstand, der zum Herzstillstand führte.“ Untersuchungen von *Müller und Hollmann* [49] untermauern die Vermutung von Beuker, da sie in ihrer Untersuchung über die Lipoproteinbeeinflussung durch ein anaboles Steroid ein Absinken des HDL-Cholesterins bei gleich hohem und erhöhtem LDL-Cholesterin feststellten. Zwar fand nach Absetzen des Präparates eine schnelle Normalisierung statt, so daß die Autoren aufgrund der kurzfristigen HDL-Reduktion das Risiko einer Arteriosklerose für fraglich halten, frühzeitige koronare Herzerkrankungen durch Anabolikamißbrauch können allerdings auch sie nicht ausschließen. Nachdenklich stimmt in diesem Zusammenhang eine Notiz von *Krüger* [44], der über einen Aufsatz von *G. S. Ferenchiek, P. Kirlin* und *R. Potts* berichtet. Die Autoren beschreiben die Krankengeschichte eines 41jährigen Bodybuilders, der über drei Jahre hinweg täglich hohe Dosen Anabolika genommen hat, mit Herzflattern ins Krankenhaus ging, als geheilt entlassen wurde und kurz darauf verstarb. Die Autopsie zeigte eine „Verdickung und Verklebung der Herzwände und -arterien, wie sie aus Versuchen mit Ratten und Anabolika bekannt sind" [44]. Mit diesem Vorwissen gibt der häufige Herztod von Kraftsportlern zu denken. So berichtet *Der Spiegel* [61] über den Tod des sowjetischen Ruderers Gintas Gidreitis, 26, der während eines Trainingslagers an Herzlähmung stirbt, über den isländischen Gewichtheber Pall Sigmarsson, 32, dessen Tod ebenso wie der Tod des belgischen Gewichthebers Serge Reding, 34, des kanadischen Eishockeyprofis John Kordic, 27, sowie des deutschen Profibodybuilders Heinz Sallmayer auf Herzversagen zurückzuführen ist. Auch „der Obduktionsbericht des Bodybuilders Maurice Ferranti, 23, aus Sydney hielt fest, daß bei dem Australier zwar das Äußere stimmte (*gut gebaut, sehr muskulös*), er seine inneren Organe jedoch ruiniert hatte. Die Herzkranzgefäße waren *verhärtet*, beide Hoden waren *deutlich atrophiert*" [61]. Die Annahme, daß Beeinträchtigungen des Glucose-, Triglyceride- und Cholesterin-Metabolismus sowie die ansteigende Insulinsekretion im Blut durch langfristigen Anabolikamißbrauch zur Arteriosklerose führen können, scheint demnach gerechtfertigt. Die Konsequenzen einer Langzeitbehandlung mit Anabolika sind in ihrem ganzen Ausmaß heute noch nicht abzusehen. **Die längerfristige Anwendung ist deshalb auf jeden Fall mit einem unkalkulierbaren Risiko behaftet.**

Zusammenfassung

Nachfolgend sollen die wesentlichen Ergebnisse aus der Durchsicht der Literatur noch einmal kurz zusammengefaßt werden.

Der Nichtsportler benötigt zur Aufrechterhaltung seiner vollen körperlichen Leistungsfähigkeit mindestens 0,8 g Eiweiß pro kg Körpergewicht am Tag. Für den Aufbau und die Erhaltung zusätzlicher Muskelmasse ist diese Menge jedoch zu gering. So reichen die Empfehlungen für den Kraftsportler von 1,5 bis 4 g/kg/Tag, denn nur mit einem erheblichen Überschuß an Eiweiß ist ein Substanzzuwachs zu erzielen.

Obwohl der Ausdauerathlet kein Muskelwachstum anstrebt, scheint auch er von einer erhöhten Eiweißaufnahme zu profitieren, da mit der Steigerung der Proteinzufuhr die Konzentration an Myoglobin und sauerstoffübertragenden Enzymen zunimmt. Des weiteren führt die Erhöhung der Proteindosierung zu einer gesteigerten Erregbarkeit des Nervensystems sowie zu einer Verbesserung der Konzentrationsfähigkeit.

Negative Auswirkungen einer gezielt hohen Eiweißaufnahme sind bisher nicht bekannt. Von einem übermäßigen Fleischkonsum muß jedoch abgeraten werden, da die darin enthaltenen Substanzen Purin und Cholesterin zu Gicht und Arteriosklerose führen können. Der erhöhte Bedarf an Eiweiß läßt sich vorteilhafter über Nahrungskonzentrate decken, da diese sowohl purin- als auch cholesterinfrei sind und durch ihre gute Verdaulichkeit den Magen-Darm-Trakt nicht übermäßig belasten.

Den Vorteilen einer hohen Proteindosierung stehen die Nachteile eines Eiweißmangels gegenüber. Wird dem Körper zuwenig Protein zugeführt, reagiert der Organismus mit einer Senkung des Stoffwechsels sowie einem allmählichen Abbau von Körpereiweiß.

So einheitlich die Auffassung der Autoren über die Wirkung einer erhöhten Proteinzufuhr ist, so kontrovers wird die Wirksamkeit von Anabolika diskutiert. In 25 Arbeiten über die Wirksamkeit anaboler Steroide kamen zwei Drittel zu einem positiven Ergebnis. Es handelte sich dabei jedoch nur um acht Doppelblindstudien, von denen sieben keine Leistungssteigerung aufweisen.

Relativ einheitlich sind die Resultate hinsichtlich des Gewichts. Der überwiegende Teil der Arbeiten zeigt einen deutlichen Anstieg des Körpergewichts. Unterschiedlich beurteilt wird jedoch, worauf der signifikante Gewichtszuwachs zurückzuführen ist. Da die Auswirkungen auf das Körperfett unerheblich sind, bleibt die Frage bestehen, ob es sich bei dem Gewichtsanstieg um eine vermehrte Wasserrückhaltung oder um einen echten Zuwachs an Muskelsubstanz handelt.

Obwohl einige namhafte Wissenschaftler nicht an einen echten Substanzgewinn glauben, schreibt die Mehrzahl der Autoren den Anabolika eine myotrope Wirkung zu, da sie eine deutliche Korrelation zwischen Gewichtsanstieg, Muskelquerschnittszunahme und Kraftzuwachs feststellen konnten. Darüber hinaus belegen Stickstoffbilanzuntersuchungen ebenfalls die myotrope Wirkung anaboler Steroide.

Einige Autoren führen die Leistungssteigerungen auf eine verbesserte Erholungsfähigkeit zurück, während andere ausschließlich motivationale Gründe für den Anstieg der Kraft verantwortlich machen. Doppelblindstudien zeigen jedoch, daß außer der psychologischen auch eine physiologische Wirkung besteht.

Neben den Auswirkungen auf die Skelettmuskulatur üben die Anabolika auch nachhaltigen Einfluß auf das Herz-Kreislauf-

System aus. So zeigt die Mehrzahl der Versuche einen positiven Effekt auf die Kreislaufsituation, der sich in der Erniedrigung der Herzfrequenz sowie in einer Verbesserung des Sauerstoffaufnahmevermögens äußert. Den Anabolika wird deshalb eine ähnliche Wirkung zugesprochen wie einem Training auf Ausdauer.

Als Nebeneffekte einer Anabolika-Behandlung stehen für Frauen Vermännlichungserscheinungen im Vordergrund, die bis zur Glatzenbildung führen können. Während einer Schwangerschaft sind anabole Steroide völlig kontraindiziert, da sie in Tierversuchen zu Pseudohermaphroditismus geführt haben. Bei der Anwendung im Wachstumsalter muß durch eine beschleunigte Knochenreifung mit Kleinwüchsigkeit gerechnet werden. Des weiteren ist die vorzeitige Einleitung der Pubertät zu befürchten.

Die Nebenwirkungen auf den erwachsenen Mann sind je nach chemischer Struktur der Präparate unterschiedlich. Orthopädische Nebeneffekte konnten in wissenschaftlichen Studien zwar noch nicht nachgewiesen werden, sie sind theoretisch jedoch dennoch zu erwarten. Gelenkbeschwerden nach dem Absetzen der Medikamente werden auf eine zu große Belastung während der negativen Stickstoffbilanzphase zurückgeführt. Die zunehmende Anfälligkeit gegenüber Verletzungen nach der Einnahme von Anabolika läßt auf ein strukturell schwächeres Gewebe schließen, das mit Hilfe von Anabolika aufgebaut wurde.

Negative Auswirkungen auf die Leber lassen sich vorwiegend bei C^3-Keto-Androgenen sowie bei 17-alpha-alkylierten Steroiden nachweisen. Auffallend sind die hormonellen Nebeneffekte der Anabolika, namentlich der Abfall der LH- und Testosteronwerte sowie die Schrumpfung des Hodens. Es handelt sich hierbei jedoch um reversible Phänomene, vorausgesetzt die Spermatozoendichte betrug vor der Anabolikaverabreichung mehr als 20 Mill. Spermien/ml.

Über Potenzstörungen und Prostatabeschwerden liegen gegenteilige Meldungen vor. Eine Überwachung der Prostata wird jedoch auch von seiten des Herstellers empfohlen.

Eine gutartige Vergrößerung der männlichen Brustdrüse tritt häufig nach langandauernder und hochdosierter Verabreichung stark androgen wirksamer Anabolikapräparate auf. In einigen Fällen bleiben nach Absetzen des Medikaments Knötchen zurück, die nur operativ entfernt werden können.

Schädigungen des kardiovaskulären Systems gelten als gefährlichste Nebenwirkung der Anabolika. Die Erhöhung der Kortisolkonzentration im Blut sowie die Beeinträchtigung des Glucose-, Triglyceride- und Cholesterin-Metabolismus sind ebenso wie die erhöhte Insulinsekretion Risikofakten für die Arteriosklerose. Senkungen des Nüchternblutzuckers bewirken eine herabgesetzte Glucosetoleranz und können so zu Diabetes führen.

In vielen Fällen wird unter dem Einfluß anaboler Hormone eine gesteigerte Aggressivität der Probanden beobachtet. Als weitere Nebenwirkungen können Intoleranzsymptome wie Übelkeit und Erbrechen auftreten.

STELLUNGNAHME

Zur Problematik der Eiweissdosierung im Kraftsport

Nachdem Anfang der 80er Jahre die Empfehlungen in der Eiweißdosierung immer weiter nach oben schnellten – in Extremfällen bis zu 4 g/kg Körpergewicht am Tag –, war der Trend gegen Ende des Jahrzehnts eher gegenläufig. Man war bestrebt, die Eiweißdosierung so gering wie möglich zu halten. Die Befürworter stützten sich dabei auf Untersuchungen wie die dreiwöchige (!) Studie von *Tarnopolsky* [67] aus dem Jahre 1988, der aufgrund seiner Stickstoffbilanzanalysen 1,2 g/kg Körpergewicht am Tag für ausreichend hält. Eine Dosierung, die in unserem eigenen Experiment über einen Zeitraum von zehn Monaten hinweg zu keinem Muskelaufbau führte. Es sind also berechtigte Zweifel angebracht, ob von einer positiven Stickstoffbilanz ohne weiteres auf Muskelwachstum geschlossen werden darf. So wurden nach Aussagen von *Krüger* [44] denn auch auf dem 2. Sportwissenschaftlichen Weltkongreß des IOC in Barcelona im Oktober 1991 bereits wieder doppelt so hohe Werte für die Eiweißzufuhr angegeben wie noch vor wenigen Jahren. „Wang und andere machten deutlich, daß die Eiweißausscheidung nach Belastung als ein Indikator für die Höhe der körperlichen Belastung genommen werden kann. Bei höchsten Belastungen sind zusätzliche Eiweißgaben angezeigt“ [44].

Doch auch losgelöst von wissenschaftlichen Erkenntnissen stellt sich die Frage, weshalb eine auf 1,2 g/kg Körpergewicht reduzierte Eiweißzufuhr als sinnvoll empfohlen werden sollte. Bei einem 70-kg-Athleten würden 1,2 g/kg Körpergewicht 84 g

Eiweiß bedeuten. Das wären ungefähr 340 kcal in Form von Eiweiß. Bei einer Gesamtkalorienzufuhr von 3500 kcal, einer Menge, die *Eisinger und Leitzmann* [18] schon „für ein tägliches Training von zwei Stunden bei geringer Intensität" angeben, bedeuten 340 kcal nicht einmal 10 % der Gesamtkalorien. Wie aber setzen sich die verbleibenden 90 % zusammen? Da in der Regel bereits eine Kohlenhydrataufnahme von 60 % der Gesamtkalorienmenge aufgrund des hohen Nahrungsvolumens Probleme bereitet, können die restlichen Kalorien einzig durch eine Erhöhung des Fettanteils auf 30 % und darüber zugeführt werden. Jede Empfehlung, den Eiweißanteil in der Ernährung zu senken, ist bei den bestehenden Zufuhrempfehlungen von 3500 bis 5000 Gesamtkalorien [18] immer auch eine Aufforderung, den Fettanteil zu erhöhen. Die Versorgung mit essentiellen Fettsäuren jedoch ist bei einer Kalorienzufuhr von über 3500 kcal auf jeden Fall sichergestellt. Wo also soll der Vorteil liegen, den man sich aus einer bewußt niedrigen Proteindosierung und einem damit unausweichlich höheren Fettanteil in der Ernährung verspricht?

Schon bei einer Kalorienzufuhr von 3500 kcal – die in besonders trainingsintensiven Phasen leicht auch bis auf 5000 kcal ansteigen kann [18] – macht eine Aufnahme von 2 g/kg Körpergewicht Eiweiß nicht einmal 20% der Gesamtkalorienzufuhr aus. Erst ab 20 % aber ist laut *Diebschlag* [12] damit zu rechnen, daß der Organismus den Überschuß an Eiweiß auf unökonomische Weise zur Energiegewinnung heranzieht oder in Form von Fett speichert. Der Sportler ist deshalb mit einer Zufuhr von 1,5 bis 2 g/kg Körpergewicht, in intensiven Trainingsphasen auch bis zu 2,5 g/kg Körpergewicht, sicher gut beraten. Es handelt sich dabei um eine Dosierung, mit der er sich – seinen Trainingserfolg betreffend – auf der sicheren Seite befindet.

Alles in allem ist zu bemerken, daß dem Sportler weder mit extrem hohen noch mit extrem niedrigen Eiweißdosierungsempfehlungen geholfen ist. Damit gemeint sind Angaben von über 3 g/kg Körpergewicht oder aber auch Dosierungsvorschläge von weniger als 1,5 g/kg Körpergewicht pro Tag zum Zwecke des Muskelaufbaus.

Der Grund für die Bestrebungen Ende der 80er Jahre, den Eiweißanteil in der Ernährung so gering wie möglich halten zu wollen, kann kaum in einer befürchteten Gesundheitsgefährdung durch eine erhöhte Eiweißaufnahme liegen. Zwar wird bei einer Proteinzufuhr von mehr als 2 g/kg Körpergewicht vor „negativen Begleiterscheinungen wie Überlastung der Nieren, erhöhten Wasserverlusten wegen der N-Ausscheidung, vermehrten Kalziumverlusten, etc." [18] gewarnt, doch sind tatsächliche „Schäden durch hohe Proteinzufuhr bei sonst ausgeglichener Ernährung [. . .] bislang nicht bekannt" [48]. Nein, es ging wohl vielmehr um Befürchtungen seitens der Ernährungswissenschaftler, daß die Sportler der bequemen Ernährungssubstitution durch Ergänzungspräparate mehr Beachtung schenken als einer vollwertigen und ausgewogenen Ernährung. Vielleicht ist diese Kritik gerechtfertigt, es bleibt jedoch zu bedenken, daß gerade die Nahrungsauswahl unter qualitativen Gesichtspunkten ihre ganz eigenen Probleme birgt. So steigt bei einer empfohlenen Kohlenhydratzufuhr von 60 Prozent der Gesamtnahrungsmenge bei Auswahl qualitativ hochwertiger Nahrungsmittel, sprich Vollwertkost, das Nahrungsvolumen in Dimensionen, die leicht das Fassungsvermögen des Magens übersteigen können. Ein Grund, weshalb Ernährungswissenschaftler nach Jahren der „Verteufelung" bereits wieder mit einem etwas verlegenen Seitenblick zum Zucker hinüberschielen. Laut persönlicher Auskunft von Professor Hamm darf man dementsprechend bei bevorzugtem Verzehr komplexer Kohlenhydrate mit gutem Gewissen Zucker und Süßes genießen, denn nur unter <u>sinnvoller</u> Einbeziehung des Zuckers sind die Empfehlungen für eine kohlenhydratreiche Ernährung aufgrund des hohen Nahrungsvolumens realisierbar. Aber gerade hier können auch die Eiweißpräparate helfen. Sie gleichen das durch eine kohlenhydratreiche Ernährung gestiegene Nahrungsvolumen wieder aus.

Sind Proteinkonzentrate notwendig?

„Die [. . .] Proteinzufuhr [ist] in jedem Fall sichergestellt. Proteinkonzentrate jedweder Form sind überflüssig“, meint *Moch* [48], kooptiertes Mitglied des Präsidiums der Deutschen Gesellschaft für Ernährung; Mitarbeiter der Empfehlungen für die Nährstoffzufuhr der DGE (Protein). Seine Aussage bezieht sich auf einen Proteinanteil von 12 % gemessen an der Gesamtenergiezufuhr. Sie träfe jedoch auch dann zu, wenn bei sorgsamer Nahrungsauswahl der Proteinanteil zu Lasten des Fettes bis auf 20 % angehoben würde, denn welches einzelne Nahrungsmittel ist schon „notwendig“, das heißt nicht durch andere Nahrungsmittel ersetzbar. Allerdings liegt in der Sicherstellung des Eiweißbedarfs auch nicht der alleinige Vorteil von Eiweißkonzentraten. Vielmehr ermöglichen gerade sie dem Kraftsportler eine kohlenhydrat- und damit volumenreiche, vollwertige, in erster Linie pflanzliche Ernährung, bei der fettreiche Eiweißspender wie Fleisch, Wurst, Schinken und ähnliche stark reduziert werden können. Ein Vorteil, da gerade die tierischen Eiweißspender in größeren Mengen nicht risikolos sind und laut *Diebschlag* [12] die Proteinversorgung aus pflanzlichen Quellen durch ihre geringere biologische Wertigkeit kaum möglich ist. Nahrungskonzentrate bieten sich deshalb aufgrund ihrer ausgewogenen Aminosäurenbilanz sowie ihres geringen Fett- und Cholesteringehaltes geradezu an. Sie sind zudem purinfrei, wirken im Gegensatz zum Fleisch stark alkalisierend und entlasten durch ihre gute Verdaulichkeit den Magen-Darm-Trakt.

Eine Überdosierung der Konzentrate sollte jedoch vermieden werden, da – wie bereits erwähnt – der Organismus eine Nahrungszusammensetzung mit über 20 % Eiweißgehalt nicht optimal verstoffwechseln kann. In der Regel macht sich allerdings eine zu hohe Dosierung unangenehm bemerkbar, noch bevor gesundheitliche Schäden aufgetreten sind. So verspürten die Probanden in unserem Experiment bei einer Proteinzufuhr von ca. 3 bis 4 g/kg Körpergewicht schon nach kurzer Zeit eine zunehmende Aversion gegen Eiweißpräparate, welche sich auswuchs bis hin zum Ekel. Die Abneigung machte eine Senkung der zugeführten Proteinmenge unumgänglich. Gesundheitliche Schädigungen waren innerhalb dieser Zeitspanne nicht feststellbar. Nach dem Versuch senkten alle beteiligten Versuchspersonen trotz der überzeugenden Trainingserfolge ihre Proteinzufuhr weiter ab. Ein Zeichen dafür, daß auch eine Dosierung von 3 g/kg/Tag langfristig nicht durchgehalten wird und eine Überdosierung von Eiweißpräparaten von daher kaum zu befürchten ist. Trotzdem ist der Rat an die Sportler angebracht, sich dieser inneren Stimme nicht zu verschließen.

Sind Eiweißkonzentrate künstliches Muskelfutter?

Zur Beantwortung dieser Frage muß erst eine andere beantwortet werden: Was ist „normal" an unserer „normalen" Ernährung, an unserem „normalen" Frühstücksbrötchen beispielsweise? Es handelt sich um verarbeitetes Getreide, bei dem man dem Getreidekorn die Schale und den Kern genommen hat, die Anteile also, die die wichtigen Mineralien und Vitamine enthalten, um dann den Mehlkörper in konzentrierter Form zu einem Brötchen zu verarbeiten. Wir sehen, daß es sich bei unserem „normalen" Frühstücksbrötchen ebenfalls um ein Nahrungskonzentrat handelt, um ein ziemlich unsinniges sogar. Selbst der gute 100prozentige Orangensaft ohne Zuckerzusatz: ein Konzentrat. Ein Konzentrat aus Orangen, das nachträglich wieder mit Wasser aufgefüllt wurde. Ebenso handelt es sich bei Eiweißkonzentraten um Eiweiß, das man zum Beispiel aus der Milch und Eiern gewinnt. Wieder aufgefüllt mit Milch, ergeben sie einen angenehm schmeckenden Proteindrink. Eiweißkonzentrate sind demnach genauso oder genausowenig „normal“ wie unser Orangensaft oder unser Frühstücksbrötchen, und ihr sinnvoller Einsatz bei Sportlern ist eher positiv als negativ zu beurteilen.

Zum Anabolikaproblem

15 Jahre nachdem der DSB die Anabolika auf die Dopingliste setzte, das war 1977, resümiert *Hollmann* [29] über die Entwicklung der Anabolikaproblematik. Was traf zu, was war falsch, was änderte sich? – „Falsch war [zum Beispiel] die Aussage", so betont er in seinen Ausführungen, „mit Dopingmaßnahmen ließe sich überhaupt keine Leistungssteigerung erzielen, es würde sich nur um Placeboeffekte handeln. Das brauche man nur den Sportlern klarzumachen, um den Anabolikamißbrauch einzustellen. Falsch war auch die Auffassung, daß Appelle an Moral, Ethik, Fair play genügen würden, Dopingmentalität auszurotten. Als falsch erwies sich [ebenfalls] schon damals die wissenschaftlich nicht haltbare Auffassung, nach Absetzen von Anabolika würde die Leistungsfähigkeit auch in Schnellkraftsportarten nicht zurückgehen. Viele, viele Beispiele der Sportpraxis beweisen heute das Gegenteil."

In der Tat, wer heute noch die Wirksamkeit von Anabolika anzweifelt, ist nicht mehr ernst zu nehmen. Im unklaren sind sich jedoch viele Kaderathleten, vor allem aber Freizeit- und Breitensportler sowie die interessierten Laien, über die Bedeutung der Aussage: Die Anabolika sind wirksam. Sie ufert häufig aus in dem (Irr-)Glauben, die Anabolika seien die grundlegenden Bausteine der körperlichen Kraft, des Muskelvolumens, der sportlichen Leistung. Auch die Feststellung, die Anabolika seien wettkampfentscheidend, wird zumeist falsch verstanden. Der Laie berücksichtigt nicht, daß es Bruchteile von Sekunden sind, die entscheiden. In der Regel fehlt jeder Bezug zur tatsächlichen Situation im Hochleistungssport, so daß schnell der Eindruck entsteht, ein Aufstieg sei durch die „Muskelpille" erreichbar. Die Diskussion in den Medien ist sicher nicht geeignet, diesem krassen Fehlurteil entgegenzuwirken. Sie leidet vor allem darunter, daß sowohl sensationelle Berichte über Gesundheitsschäden durch Steroide als auch Meldungen über aufsehenerregende Anabolikaerfolge den Medikamenten eine gewichtigere Rolle zuschreibt als ihnen wirklich zukommt. Zumeist überwiegt Effekthascherei und Sensationslust vor einer informativen Darstellung. Dazu ein Beispiel aus eigener Erfahrung:

In einem Zeitungsinterview zum Thema Anabolika äußerte ich den Vorschlag, der Journalist möge seinen Dopingartikel in ein vernünftiges Verhältnis zum sportlichen Werdegang der Athleten setzen, das heißt, er solle deren besondere Veranlagung, die häufig bereits in der Jugend feststellbar war, ihr jahrelanges, hartes Training, ihre außergewöhnliche Selbstdisziplin in der Lebensführung nicht unerwähnt lassen. Nur so stünde der Anteil, den die Anabolika letztendlich am Erfolg ausmachen, im richtigen Verhältnis zu den genetischen Voraussetzungen, dem Training und der auf sportliche Höchstleistungen ausgerichteten disziplinierten Lebensweise erfolgreicher Sportler. Bei dieser Gelegenheit wies ich auch darauf hin, wie unglücklich es sei, einerseits zwar zu schreiben, daß Anabolika gefährlich seien, daß andererseits jedoch über 90 Prozent der Athleten Anabolika nähmen und daneben ein Bild von Arnold Schwarzenegger zu plazieren, mit dem Untertitel *Muskeln durch Drogen.* Schließlich hätte der an diesem Artikel interessierte Leser sicher erst kürzlich Arnolds letzten Spielfilm gesehen, in dem es dem siebenfachen Mr. Olympia anscheinend noch recht gut ging. Seine logische Schlußfolgerung läge auf der Hand: Arnold Schwarzenegger geht es gut! Anscheinend haben ihm die Anabolika nicht sonderlich geschadet. Folglich können sie gar nicht so schädlich sein, wie behauptet wird. Und wenn Schwarzenegger seine Muskeln nach Darstellung des Journalisten den Anabolika verdankt, dann her mit den Drogen.

Einige Tage später las ich die Zeitung. Der Journalist hatte einen Artikel über den Mißbrauch und die Gefahren der Anabolika geschrieben und daneben ein Bild von Schwarzenegger plaziert mit dem Untertitel *Muskeln durch Drogen*. Man hatte meine Idee für den Aufmacher anscheinend dankbar aufgegriffen, nur leider völlig sinnentfremdet. Der Autor des Artikels, von mir auf seine wissentlich gefährliche Berichterstattung hin angesprochen, entgegnete, er müsse sich an dem orientieren, was der Leser lesen wolle. Völlig zu Recht also schreibt *Adler* [1]: „Sowohl die Athleten als auch (und besonders) die interpretierenden Begleitpersonen [*die Journalisten* – der Autor] oder Gegner eines *Dopings* handhaben das Pharmakon als eine Art Wundermittel, dämonisieren es und schreiben ihm damit, gewollt oder ungewollt, Wirkungen zu, die es so nicht haben kann."

Der Grund, weshalb das Thema Doping derart an der sachlichen Realität vorbei diskutiert wird, liegt auf der Hand. *Donike* [14] formuliert ihn folgendermaßen: „Ein Athlet auf dem Sportplatz, der fünf Jahre trainiert, fünf Jahre sich schindet, auf wer weiß wieviel verzichtet, gibt keine Schlagzeilen her." Es ist jedoch „eine vollkommen falsche Darstellung, daß eine medikamentöse Einflußnahme letzten Endes die Leistung vollbringt". Donike besteht deshalb auf „mehr Wissenschaftlichkeit, mehr Sachlichkeit [. . .], bei weiteren Auseinandersetzungen mit diesem Problem". Eine Forderung, die gerade dann keine Berücksichtigung findet, indem man in der Hauptsache sportliche Erfolge als „Dopingerfolge" darstellt und gleichzeitig die Gefahren des Dopings „dämonisiert". Ein sowieso fadenscheiniges Vorgehen unter dem Gesichtspunkt, daß am Max-Planck-Institut in Münster bereits seit Jahren an der *Pille für den Mann* geforscht wird und die Anabolika spätestens bei Erscheinen der jeweiligen Präparate auf dem Markt für jedermann erhältlich sein werden. Eine sachliche Diskussion über Anabolika kann nur dann gelingen, wenn das wesentliche Augenmerk auf die tatsächlichen Bausteine der Leistung gelegt wird.

Die Bausteine der sportlichen Leistung

„Ausdauer kann man trainieren, zum Sprinter wird man geboren", heißt ein altes Sportlersprichwort. Es faßt in einen Satz, was zu außergewöhnlichen Leistungen befähigt: und zwar das, was uns der liebe Gott in die Wiege gelegt hat. „Kennen wir nicht alle Tausende von Sportlern, die sich schinden und [*auch trotz Anabolika* – der Autor] nie zur großen Klasse kommen, wohingegen andere *von Natur aus* mit Leichtigkeit und Leistung zur Spitze vorstoßen?" fragt *Adler* [1]. Welcher noch so bemühte Basketballspieler beispielsweise könnte erfolgreich sein, ohne daß er in dem von Adler benannten Zufallsspiel der Natur die erforderliche Größe jenseits der 2 m mit auf die Welt bekommen hätte, und welcher 2-m-Mann wiederum rechnete als Turner mit einer Chance? Und ist nicht gerade auch der Bodybuilder ein „Glücksfall seiner genetischen Ausstattung"? Festgelegt sind doch bereits

- seine Körpergröße (innerhalb von Gewichtsklassen eine entscheidende Komponente),
- die knöchern festgelegte Schulterbreite,
- der gewölbte Brustkorb,
- die Breite des Beckens,
- der Umfang der Gelenke,
- die Länge der Extremitäten im Verhältnis zum Rumpf,
- die genetisch angelegte Muskelmasse sowie
- die Ansprechbarkeit auf Trainingsreize (Muskelfasertypus).

Wie beim Basketball und Turnen Faktoren, die wohl den wesentlichen Anteil am Erfolg ausmachen. Aber nicht nur die knöchernen Vorgaben und die Muskelausstattung sind genetisch veranlagt, sondern auch psychische Faktoren wie Ehrgeiz und Zielstrebigkeit spielen eine wesentliche Rolle. Sieger wird man, das zeigt das Beispiel Schwarzenegger, nicht zuletzt aufgrund seiner Persönlichkeit. Wer über diese gegebenen Voraussetzungen nicht verfügt, hat auf sportlichen Erfolg nicht die geringste Aussicht, ob mit oder ohne Anabolika.

Adler [1] verfolgt hinsichtlich der Ungerechtigkeit in der naturgegeben unterschiedlichen Ausstattung des Menschen einen interessanten Ansatz. Er honoriert innerhalb einer *menschlichen* und einer *natürlichen* – sprich naturgegebenen – Weltbestenliste. Sich mühende Behinderte und Unbegabte stünden dabei an der Spitze der *menschlichen* Bestenliste. „Auf der Naturbestenliste [jedoch] bewunderten wir die Geparden im Laufen, die Haie im Schwimmen, die Antilopen im Springen und andere natürliche Leistungsbesten" [1]. Wir prämierten also den Sportler, dessen Leistung als ein „Zufallsspiel der Natur in Form begünstigter genetischer Ausstattung" [1] gesehen werden darf. Anabolika wären dann nichts anderes als der typisch *menschliche* Versuch, „eine Benachteiligung (und Unvollkommenheiten) der naturgegebenen Voraussetzungen [. . .] soweit wie möglich auszugleichen" [1]. Dabei stehen „im Falle des sog. Dopings die Weichen eindeutig auf Naturkorrektur" [1], das heißt, wir nutzen die Anabolika, um dem Schwächeren zu helfen. Ihm das zu geben, was ihm die Natur gemeinerweise vorenthalten wollte.

Doping also als der in unserer Kultur überall sonst übliche Versuch, dem Schwächeren zu helfen bzw. naturgegebene Schwächen auszugleichen. Ein Versuch, der überall sonst hohe Achtung erfährt, im Sport jedoch unerwünscht ist. Doping als Sozialhilfe! Das klingt wie die kameradschaftlichen „10 m Vorsprung!", die der ungedopte, von Natur aus leistungsstärkere Sportler seinem schwächeren Konkurrenten gewährt. Naturkorrektur durch Anabolika, vergleichbar auch mit der höheren Gewichtsbestückung leistungsstärkerer Galopper.

Reizvoll ist Adlers Ansatz, weil er den gedopten Athleten allein dadurch straft, daß er ihm seine Unterlegenheit vor Augen führt. Leider aber hat seine These vom Doping als Sozialhilfe einen Haken: Diese Hilfe empfängt nicht nur der Schwache! Im Gegenteil: Der von Natur aus Stärkere sieht sich genötigt, zu den gleichen Mitteln zu greifen, um die Distanz zu wahren. Dann aber wird sich der Nutzen der Anabolika, der prozentual im Verhältnis steht zur Leistung, immer zugunsten des stärkeren Athleten auswirken. Dazu ein Beispiel:

Ein Spitzenathlet mit einer Bestleistung von	200 kg
+ 10 % durch Anabolika	20 kg
erreicht eine Absolutleistung von	220 kg.
Der Nachwuchssportler mit einer Bestleistung von	80 kg
+ 10 % durch Anabolika	8 kg
erreicht eine Absolutleistung von	88 kg.

Für den Leistungsschwächeren fällt demnach die absolute Kraftsteigerung geringer aus. Der Abstand zum starken Sportler wird nicht kleiner, sondern größer. Nicht anders verhält es sich, wenn man – um auf das Bodybuilding zu kommen – einen 50-cm-Oberarm mit einem 30-cm-Oberarm vergleicht. Das Ergebnis wird durch Zuhilfenahme von Anabolika bestenfalls 55 cm zu 33 cm sein. Auch hier ist eine Annäherung des Schwächeren unter Mithilfe der Anabolika an die Leistungen des Spitzensportlers nicht denkbar. Die Anabolika sind wirksam, dummerweise aber wirksamer für den ohnehin Stärkeren.

Der relative Nutzen der Anabolika

Gegenwärtig will es so scheinen, als müsse man den Bodybuildern nicht mehr ihre (Doping)schuld nachweisen, sondern die Bodybuilder ihre Dopingunschuld. Spitzenathleten wird nicht nur unterstellt, sie nähmen Anabolika, sondern sie seien Spitzenathleten, weil sie Anabolika nehmen. Genau diese Fehleinschätzung veranlaßt viele.Freizeit- und Breitensportler, auf den sportlichen Erfolg mittels der Muskelpille zu hoffen.

Dann unterstellen wir doch einmal einem Athleten wie Tom Platz, er verdanke seinen Erfolg den Anabolika. Tom Platz ist ein Athlet, bei dem genetische Schwächen und Stärken in einer Person auftreten und sichtbar werden. Nicht umsonst trägt er den Beinamen *Mr. Legs*. Seine überdimensionale Oberschenkelentwicklung war zwar bei allen Meisterschaften spektakulär, verhinderte jedoch fortwährend einen Sieg bei den Mr.-Olympia-Veranstaltungen aufgrund der Disharmonie zu seiner Rumpf- und Armmuskulatur. Wäre eine *Naturkorrektur* möglich, das heißt, ein Erfolg durch Anabolika, losgelöst von den genetischen Voraussetzungen, dann hätte Tom Platz die Anabolika sinnvollerweise eingesetzt, um sein Bizepstraining zu unterstützen, damit seine Arme proportional zu seinen Beinen passen. Den Versuch, ob mit oder ohne Anabolika, hat Platz unternommen. Ein Bizepssehnenabriß steht für seine Bemühungen. Gelungen ist es ihm nicht.

„Das genetische Programm, in dem alle Anweisungen für die körperliche Konstruktion gespeichert sind, läßt in einem bestimmten Rahmen eine adaptive Umorganisation des Systems zu“ [33]. Aber eben nur innerhalb eines bestimmten, genetisch festgelegten Rahmens; und der ist auch durch Anabolika nicht zu durchbrechen. So kann ein Sportler mit einem Körpergewicht von 70 kg bei einer Größe von 1,97 m – gleichgültig ob mit oder ohne Anabolika – durchaus 35 kg Muskeln auftrainieren. Damit hat er, gut 100 kg schwer, seinen genetischen Rahmen in bereits hohem Maße ausgeschöpft. Auf hochtrainiertem Niveau jedoch fallen Trainingsanpassungen immer spärlicher aus, so daß dieser Athlet einem Weltmeister Möller immer unterlegen sein muß, der mit einem Körpergewicht von ca. 100 kg erst anfängt zu trainieren. Aussagen wie die Erich Deusers, „die Medizin [könne] 75 % des Leistungsvermögens bestimm[en], und nur noch 25 % [würden] für Training und Talent übrigbleiben“ [11], gehen deshalb an der Realität vorbei. Und auch die nicht totzukriegenden Berichte über unglaubliche Trainingserfolge, *immer wenn er die Pille nahm*, erweisen sich bei näherem Hinsehen als Trugbilder; denn wenn diese Athleten die Pille nehmen, verändern sie unzählige Faktoren, angefangen bei der höheren Motivation über das regelmäßigere und organisiertere Training bis zur kontrollierten Ernährung. Diese Faktoren führen zusammengenommen zu ihrer „unglaublichen" Leistungssteigerung. Es wäre unangemessen, sie allein den Anabolika zuschreiben zu wollen. „Die demagogischen Bemerkungen über die Schlacht der Pharmakahersteller gehören [eindeutig] in den Bereich der Mythen" [1]. Das Talent und nicht die Anabolika machen den Spitzensportler aus. Selbst wenn dieser Sportler in der speziellen Wettkampfsituation des Dopings überführt wird, haben ihn die Anabolika nicht zum Spitzensportler gemacht. Finden wir uns damit ab: Es gibt Sensationen der Natur. Ob es nun eine Größe von 2,20 m ist, außergewöhnliche Schönheit, Kraft, Muskulatur oder Klugheit; es handelt sich um *Artikel*, die es so in der Apotheke nicht zu kaufen gibt.

Anabolika im Leistungssport

Mittelklassesportler gelangen durch Anabolika nicht ins Spitzenfeld. Innerhalb des Spitzenfeldes jedoch entscheiden sie über Sieg und Niederlage, wenn nur einer der Athleten den unerlaubten Vorteil für sich allein genießt. Nutzen jedoch alle Sportler einer Meisterschaft den Vorteil der Anabolika, wird der eigentliche Sieger die Meisterschaft gewinnen, und zwar aufgrund seiner günstigeren genetischen Veranlagung, seines überlegteren Trainings und seiner kontrollierten Ernährung. Um allerdings seinen Vorsprung zu wahren, ist auch er genötigt, Anabolika zu nehmen. Es stellt sich die Frage, ob überhaupt noch eine Meisterschaft ohne Steroide zu gewinnen ist.

Einer, der es wissen muß, meint ja. Professor Donike, Beauftragter für Dopinganalytik des Bundesinstitutes für Sportwissenschaft, Mitglied der Medizinischen Kommission des IOC und Mitglied der Medizinischen Kommission der IAAF, legte „Ergebnisse von Steroidprofilmessungen im Vergleich zur Wettkampfleistung von 19 Gewichthebern [vor], die an den Weltmeisterschaften 1989 in Athen und 1990 in Budapest teilgenommen haben. Aus der Tabelle ist ersichtlich, daß die Leistungen der 19 Teilnehmer von 1989 nach 1990 sich nur wenig, statistisch gesehen nicht signifikant, verändert haben. Jedoch signifikant verbessert haben sich die Steroidprofile, wenn die Konzentrationen der bedeutendsten Steroidmetaboliten Androsteron und Etiocholanolon betrachtet werden. Diese in der Tabelle zusammengefaßten Ergebnisse der relativen Wettkampfleistung und der Steroidprofile beweisen, daß eine gute Leistung nicht von einem durch Anabolika reduzierten Steroidspektrum begleitet sein müssen“ [17].

Und auch im Bodybuilding sind Siege bei Meisterschaften ohne Anabolika erreichbar, da die Ausscheidung in Gewichtsklassen stattfindet – die Leichtgewichtsklasse bis 70 kg, das Mittelgewicht bis 80 kg, das Mittelschwergewicht bis 90 kg und die Schwergewichtsklasse über 90 kg. Erreicht nämlich ein Sportler aufgrund seiner genetischen Veranlagung und optimalen Trainings ohne den Einsatz von Anabolika eine der Gewichtsgrenzen, können ihm die Anabolika nicht mehr helfen. Zwar bewirken sie einen zusätzlichen Massegewinn, jedoch ist ein Mehr an Substanz auch immer mit einem Gewichtsanstieg verbunden. Hat also ein Sportler in Meisterschaftsform ein „natürliches“ Gewicht von beispielsweise 69,5 kg und er verwendet nun noch Anabolika, wird er zwar muskulöser sein, aber auch schwerer. Damit ist er für seine Klasse jedoch zu schwer, für die nächsthöhere wiederum zu leicht. Er müßte, da er kein Fett mehr abzugeben hat, dem Muskel Flüssigkeit entziehen (Gewicht machen) und würde damit den Effekt der Anabolika verschenken. So gesehen gibt es Sportler, die Weltmeister geworden sind, ohne die Effekte der Anabolika genutzt zu haben, selbst wenn sie Anabolika genommen haben sollten. Das kann in der

Klasse über 90 kg allerdings nicht mehr zutreffen. Hier gewinnt der, der auch die letzten 10 % durch Anabolika nutzt. Dopingkontrollen sind deshalb unumgänglich.

Dopingkontrollen

Trotz ständiger Verschärfung der Dopingkontrollen, wurden immer weniger Athleten überführt. Das ist nicht unbedingt ein Zeichen für ein baldiges Ende des leidigen Dopingthemas, sondern für die Sinnlosigkeit von Dopingkontrollen am Wettkampftag. Die Absetzfristen sind allgemein bekannt, und die Wirksamkeit anabol wirksamer Präparate überschreitet die Dauer der Nachweisbarkeit, die beispielsweise für Testosteronproprionat nur mit vier bis fünf Tagen angegeben wird [17]. Seit Ende 1989 führt der Bundesausschuß Leistungssport deshalb Dopingkontrollen außerhalb des Wettkampfs durch [63]. Die zu diesem Zweck im Jahre 1991 ins Leben gerufene *Ständige Kommission zur Überwachung der Dopingkontrollen außerhalb des Wettkampfs (DKK)* hat dabei für das Jahr 1992 bereits 4000 Kontrollen veranschlagt. Einbezogen werden alle potentiellen Teilnehmer an nationalen oder internationalen Wettkämpfen. Es soll für die Athleten „keine kalkulierbare Chance [geben], unkontrolliert zu bleiben" [63]. Die Auswahl der Athleten kann gezielt oder zufällig erfolgen. Während die zufällige Auswahl der Chancengleichheit dient, sollen durch die gezielte Auswahl Sportler mit auffälligen Steroidprofilen, die allein noch keine Beweiskraft haben, durch Nachkontrollen des Dopings überführt werden. Allein durch in dieser Form wirksame Dopingkontrollen werden anabolikafreie Siege errungen. Aber wichtiger noch: Die Athleten entziehen sich der latent vorhandenen Unterstellung, sie erbrächten Spitzenleistungen, weil sie Anabolika nähmen. Vielleicht wird sich dann das Augenmerk und die Bewunderung der Öffentlichkeit wieder auf das besondere und bewundernswerte Naturphänomen des Spitzensportlers lenken, so daß die Pharmaka den Stellenwert am Rande erhalten, der ihnen zukommt. Denn letztendlich muß „in einer Diskussion über Anabolika [. . .] deutlich gesagt werden, wenn sie etwas bringen, dann ist es vielleicht ein Zehntel Prozent der Leistung. Die Leistung als solche wird bedingt durch genetische Veranlagung und Training“ [14].

Anhang

Die wichtigsten Muskeln des Menschen

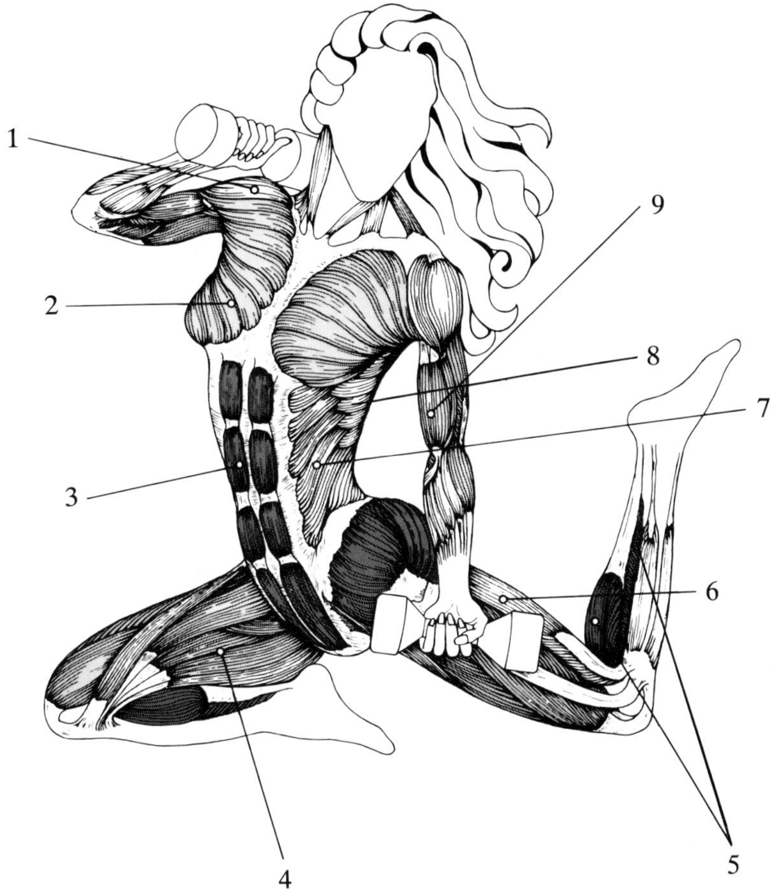

Abb. 36: Die wichtigsten Muskeln (Frontansicht)
Bezeichnungen siehe Seite 94

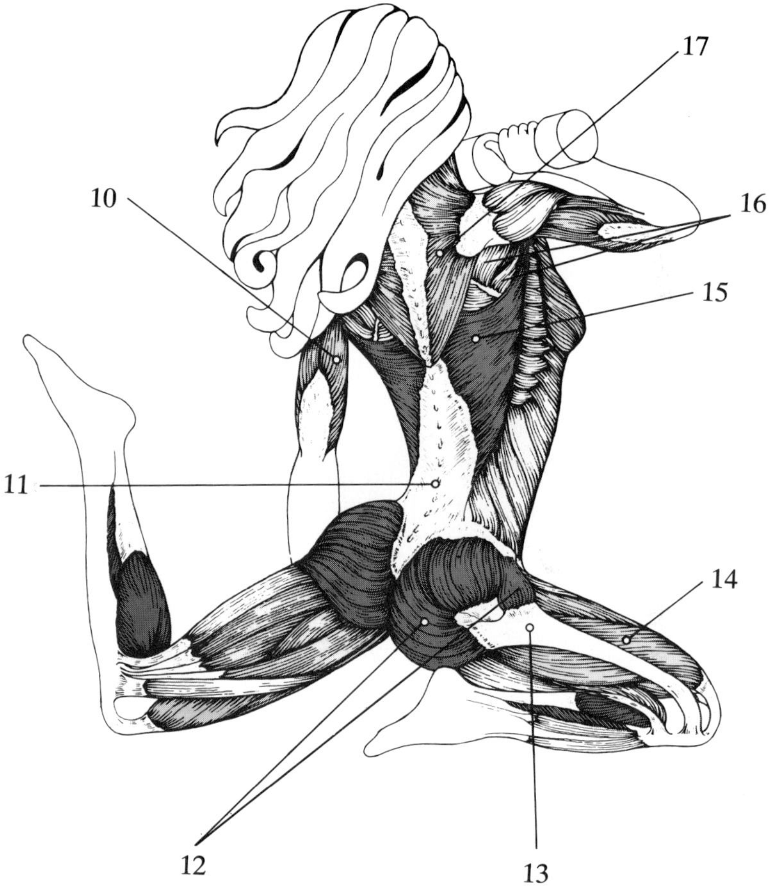

Abb. 37: Die wichtigsten Muskeln (Rückenansicht)
Mit freundlicher Genehmigung der Firma Haleko, Hamburg

1. **m deltoideus**	Deltamuskel
2. **m. pectoralis major**	großer Brustmuskel
3. **m. rectus abdominis**	gerader Bauchmuskel
4. **Adduktoren**	
m. adductor magnus	großer Schenkelanzieher
5. **m. triceps surae**	dreiköpfiger Wadenmuskel
m. soleus	Schollenmuskel
m. gastrocnemius	Zwillingswadenmuskel
6. **mm. ischiocrurales**	Sitzbeinunterschenkelmuskeln
m. semimembranosus	Plattsehnenmuskel
m. semitendinosus	Halbsehnenmuskel
7. **m. obliquus externus abdominis**	äußerer schräger Bauchmuskel
8. **m. serratus anterior**	vorderer Sägemuskel
9. **m. biceps brachii** *(darunter)*	zweiköpfiger Armmuskel
m. brachialis	Armbeuger
und **m. coracobrachialis**	Hakenarmmuskel
10. **m. triceps brachii**	dreiköpfiger Armmuskel *(Armstrecker)*
11. **m. erector spinae** (Rumpfaufrichter)	Rückenstrecker
12. **mm. glutaeus maximus u. medius**	großer u. mittlerer Gesäßmuskel
13. **m. tensor fasciae latae**	Oberschenkelbindenspanner
14. **m. quadriceps femoris**	vierköpfiger Schenkelstrecker
15. **m. latissimus dorsi**	breiter Rückenmuskel
16. **mm. teres major u. minor**	großer u. kleiner Rundmuskel
17. **m. trapezius**	Kapuzenmuskel

Erläuterungen der Fachausdrücke

A

adäquat: angemessen.

aerobe Leistungsfähigkeit: siehe *ATP*.

Alanin: Aminosäure* (Die mit * versehenen Begriffe werden an entsprechender Stelle erläutert.)

Aldolase: Das Enzym* Aldolase besitzt seine höchste Aktivität im Skelettmuskel*. Im Blutserum* findet man nur geringe Aktivitäten. Dementsprechend läßt ein Anstieg der Aldolase-Aktivität im Blutserum auf eine Muskelerkrankung schließen. Ein Anstieg der Aldolase tritt jedoch auch nach Muskelarbeit auf, ohne daß eine Erkrankung vorliegt.

Alkalibehandlung: siehe *Hitze und Alkalibehandlung*.

alkalische Phosphatase: Die Bestimmung der alkalischen Phosphatase im Blutserum* weist auf Erkrankungen des Skelettsystems, der Leber und der Galle hin.

alkalisierende Wirkung: Für den reibungslosen Ablauf aller Lebensvorgänge im Organismus ist ein Gleichgewicht zwischen Säuren und Basen notwendig. Das Maß für dieses Gleichgewicht ist der pH-Wert, der im Blut 7,41 beträgt. Schwere Muskelarbeit führt über die Milchsäurebildung zu einer Verschiebung des pH-Wertes (Übersäuerung). Jedoch kann auch durch stark säureüberschüssige Lebensmittel wie z. B. Fleisch eine

Abnahme des pH-Wertes (Übersäuerung) erfolgen. Solche Säurebelastungen werden vornehmlich durch die Nieren ausgeglichen, doch auch basenüberschüssige Lebensmittel wie die Milch wirken dieser Übersäuerung entgegen, da sie den pH-Wert in die entgegengesetzte Richtung verschieben. Die Milch wirkt also alkalisierend.

17-alpha-alkylierte Steroide: Die biologischen Eigenschaften und Wirkungen eines Anabolikums* hängen ab von seiner chemischen Struktur. 17-alpha-alkylierte Steroide sind Anabolika, die einerseits durch ihre besondere chemische Struktur als Tablette wirksam, anderseits jedoch auch besonders leberschädlich sind (z. B. Dianabol).

Alpha-Fraktionen: Im Serum* befinden sich 6,5 bis 8 g Gesamteiweiß*/100 ml. Das Gesamteiweiß besteht aus ca. 25 Einzelproteinen mit unterschiedlichen Eigenschaften und Aufgaben im Körper. Seit 15 Jahren ist man in der Lage, dieses Eiweiß in 5 Bestandteile (Fraktionen) zu zerlegen. So können vom Serumalbumin die Globuline getrennt werden, die nach dem griechischen Alphabet als $Alpha^1$-, $Alpha^2$-, Beta-, Gamma-Globuline bezeichnet werden. Während chronische Infektionen an einer Zunahme der Gamma-Globuline zu erkennen sind, lassen sich an einer Steigerung der Alpha-Fraktionen Entzündungen im Körper nachweisen. Bei hartem Training steigen die Alpha-Fraktionen jedoch auch ohne eine vorliegende Krankheit an.

Aminosäuren: Die Bausteine des Eiweißes sind 20 verschiedene Aminosäuren, von denen 8 als essentiell bezeichnet werden. Essentiell bedeutet, daß diese 8 Aminosäuren lebensnotwendig sind, vom Körper selbst nicht aufgebaut werden können und deshalb mit der täglichen Nahrung zugeführt werden müssen. Fehlt eine der essentiellen Aminosäuren, ist der Aufbau körpereigenen Eiweißes unmöglich. Das komplette Eiweiß besteht aus einer Kette mit über 100 Aminosäuren, deren unterschiedliche Kombinationsmöglichkeiten eine unvorstellbar große Anzahl verschiedener Eiweißstoffe erlauben (Baustoffe der Haare, der Muskeln usw.).

anabol: zum Aufbaustoffwechsel gehörig; eiweißaufbauend.

anabole Hormone: männliche Geschlechtshormone mit eiweißaufbauender Wirkung (Anabolika).

anabole Steroide: siehe *anabole Hormone.*

Anabolika: natürlich oder künstlich hergestellte männliche Geschlechtshormone, deren androgene Wirkung* zugunsten der anabolen Wirkung* herabgesetzt wurde.

anabolikaindiziert: auf die Einnahme von Anabolika zurückzuführen.

anaerobe Stoffwechselkapazität: Fähigkeit der anaeroben Energiegewinnung (siehe *ATP*).

Androgene: männliche Geschlechtshormone mit androgener* und anaboler * Wirkung. Der wichtigste Vertreter ist das Testosteron*.

androgene Wirkung: Wirkung auf die sekundären männlichen Geschlechtsmerkmale (Bartwuchs, männliche Psyche usw.).

anthropometrische Daten: Körpermaße.

Apathie: Gleichgültigkeit, Antriebslosigkeit.

Applikation: Verabreichung von Arzneimitteln.

applizieren: (Arzneimittel) verabreichen.

Arteriosklerose: Verhärtung der Arterien mit Verlust der natürlichen Elastizität (siehe Abb. S. 98).

Assimilation: Angleichung.

ATP: Für eine Muskeltätigkeit ist Energie erforderlich. Die unmittelbare, mit anderen Worten die sofort zur Verfügung stehende Energiequelle des Muskels ist das ATP (Adenosintriphosphat). ATP reicht jedoch nur für eine Belastung von 2 bis 3 Sek.

Zusammen mit dem Kreatinphosphat bildet ATP die *energiereichen Phosphate*, die gemeinsam für eine Arbeitsdauer von 20 Sek. ausreichen (100-m-Sprint). Für längerfristige Aktivitäten (Langstreckenlauf) bezieht der Muskel seine Energie unter Verbrauch von Sauerstoff aus der Verbrennung von Traubenzukker oder Fett, u. U. auch von Aminosäuren* (aerobe Energiegewinnung). Kurzfristig kann auf diesem Wege auch ohne Sauerstoff über die Bildung von Milchsäure Energie bereitgestellt werden, z. B. beim 400-m-Lauf (anaerobe Energiegewinnung siehe Abb. S. 99).

Atrophie: siehe *Muskelatrophie*.

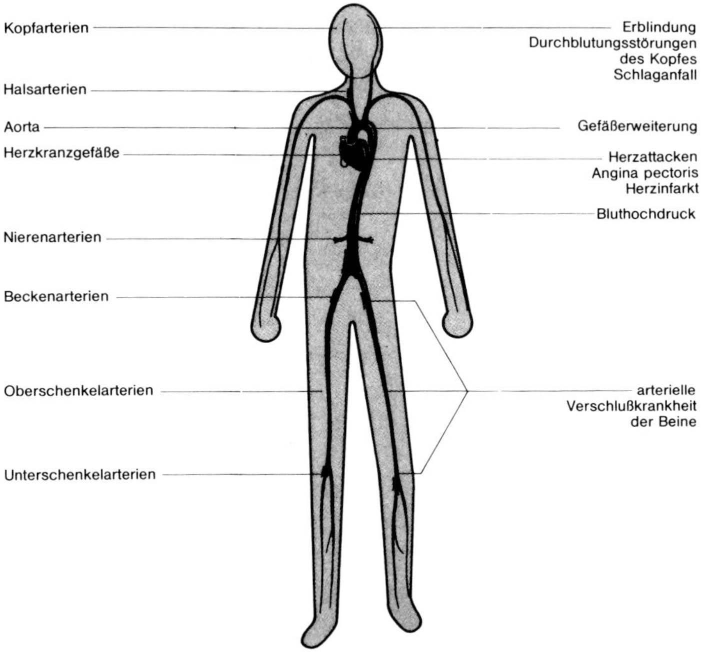

Abb. 38: Bevorzugtes Auftreten von Arteriosklerose. (Aus: G. Schettler, Der Mensch ist so jung wie seine Gefäße, München 1982)

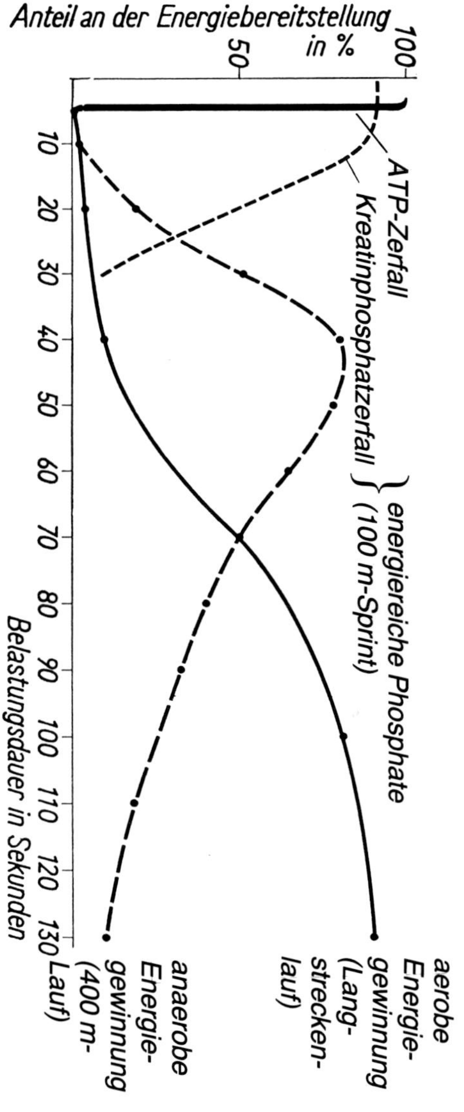

Abb. 39: Arten der Energiebereitstellung. (Vgl.: J. Nöcker, Physiologie der Leibesübungen, Stuttgart 1980)

B

Bilirubin: Bilirubin entsteht vornehmlich beim Abbau des roten Blutfarbstoffes Hämoglobin. Ab 2 mg/100 ml Serum tritt eine Gelbsucht (Ikterus) auf.

Biochemica-Test-Combinationen: gebrauchsfertige Bestimmungsmethoden für den Nachweis verschiedener Enzym*-Aktivitäten im Serum*.

biochemisch: chemische Vorgänge im Lebewesen.

biogen: durch Lebewesen entstanden (nicht künstlich).

Biologische Wertigkeit: Die Wertigkeit eines Eiweißes hängt ab von seinem Gehalt an lebensnotwendigen Aminosäuren. Biologische Wertigkeit meint demnach die Menge an körpereigenem Protein, die von 100 g des jeweilig zugeführten Eiweißes ersetzt werden kann. An der biologischen Wertigkeit des Eiweißes läßt sich also erkennen, wie gut das mit der Nahrung zugeführte Protein in menschliches Eiweiß verwandelt werden kann.

Blutserum: Blutserum entsteht bei der Gerinnung aus dem Blutplasma. Es handelt sich um den von Blutkörperchen und Fibrin (Faserstoff des Blutes, der bei der Blutgerinnung entsteht) befreiten, nicht mehr gerinnbaren, leicht gelb gefärbten, wäßrigen Bestandteil des Blutes und der Körperflüssigkeit.

Blutzucker: Traubenzuckergehalt des Blutserums. Eine Hypoglykämie (verminderter Gehalt des Blutserums* an Traubenzucker) bzw. eine Hyperglykämie (vermehrter Gehalt des Blutserums an Traubenzucker) weist auf Organschädigungen zahlreicher Art hin, z. B. Diabetes mellitus*.

BSG (Blutsenkungsgeschwindigkeit): Im aufbewahrten ungerinnbaren Blut (Serum) sondern sich die Blutkörperchen vom Plasma ab. Die BSG beträgt ungefähr 10 mm/Std. Bei akuten und chronischen Krankheiten treten stark erhöhte BSG-Werte auf.

C

Calcium: Der Körper enthält 1000 g Calcium. Der größte Teil dieses Minerals entfällt auf Knochen und Zähne. Calcium ist von entscheidener Wichtigkeit bei der Erregungsübertragung (z. B. vom Nerv auf den Muskel) sowie für die Blutgerinnung und ist Bestandteil verschiedener Enzyme*. Calcium wird vor allem über die Milch, aber auch durch Obst und Gemüse aufgenommen. Ein Calciummangel führt zu einer Kalkverarmung der Knochen (Osteoporose) und zu Wachstumsstörungen. Ein plötzlich auftretender Calciummangel im Blut zieht schwerwiegende Veränderungen in der Funktion des Nervensystems und der Muskulatur nach sich.

Cholesterin: Cholesterin wird allgemein den Fetten zugerechnet, es handelt sich jedoch ebenso wie bei den Androgenen* um ein Steroid. Bei der Entstehung der Arteriosklerose* schreibt man dem Cholesterin eine besondere Bedeutung zu, da das Risiko einer Erkrankung der Herzkranzgefäße ab 200 mg/dl Cholesterin deutlich erhöht ist (s. Abb. S. 102). Eine Senkung des Cholesterinspiegels vermindert eindeutig das Herzinfarktrisiko. Unterschieden werden muß jedoch zwischen LDL-Cholesterin (Low Density Lipoproteine) und HDL-Cholesterin (High Density Lipoproteine). Während LDL den Hauptanteil des Cholesterins transportiert, wird durch HDL das Cholesterin aus dem ganzen Körper zur Leber zurückgeschafft. HDL sorgt also für eine Senkung des Cholesteringehalts in der Zelle. Als Risikofaktor gilt deshalb das LDL-Cholesterin, während dem HDL-Cholesterin im Gegenteil sogar eine Schutzfunktion zukommt.

C^3-Keto-Androgene: besondere chemische Struktur der Anabolika (siehe auch *17-alpha-alkylierte Steroide*).

Cystein/Cystin: halbessentielle Aminosäuren*.

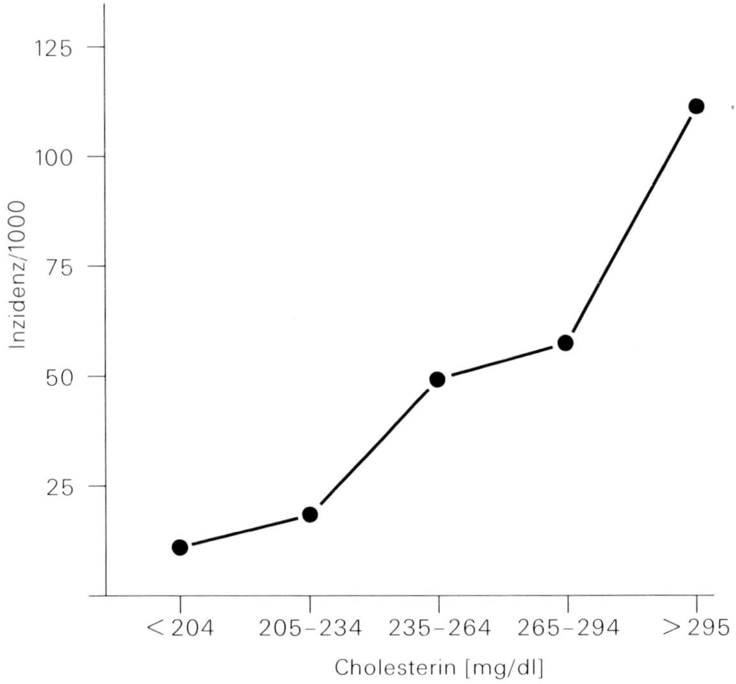

Abb. 40: Risiko einer Herzkrankheit in Abhängigkeit von der Cholesterinkonzentration. (Aus: Testfibel, herausgegeben von Boehringer Mannheim GmbH, 2. Auflage, 1985)

D

Darmflora: Darmbakterien, die unter anderem für den Abbau nicht einverleibter Aminosäuren im Dickdarm zuständig sind.

Depotwirkung: Arzneimittel, die durch eine verzögerte Wirkstofffreisetzung über längere Zeit eine annähernd hohe Blutkonzentration gewährleisten.

Diabetes (Diabetes mellitus – Zuckerkrankheit): Während beim Gesunden das Hormon Insulin für den Durchtritt des

Zuckers aus dem Blut in Zellen und Gewebe sorgt, steigt beim Diabetiker der Blutzuckerspiegel an, da nicht genügend oder gar kein Insulin vorhanden ist. Während Zellen und Gewebe hungern, wird der unverwertete Zucker über den Urin ausgeschieden. Diabetes gehört neben den erhöhten Blutfetten, der Gicht und dem Übergewicht zu den Stoffwechselstörungen, die für die Entstehung der Arteriosklerose* mitverantwortlich sind. Damit gilt Diabetes als Risikofaktor für den Herzinfarkt.

Diskrepanz: Mißverhältnis.

Dissoziation, Dissoziierung: Aufspaltung.

dissoziieren: trennen, zerlegen.

Distorsion: Verstauchung bzw. Zerrung der Gelenkkapselbänder; Überdehnung der Bänder (z. B. Überstreckung des Fußes).

Doppelblindstudie: Blindstudien werden durchgeführt, um einer Verfälschung von Untersuchungsergebnissen vorzubeugen. Beim einfachen Blindversuch wissen die Testpersonen wenn möglich nicht, daß ein Test durchgeführt wird. Andernfalls werden Scheinmedikamente (Placebos) verwendet. Bei einem Doppelblindversuch weiß darüber hinaus auch der Versuchsleiter bis nach Beendigung des Experiments nicht, welche der Personen ein Medikament und welche ein Scheinmedikament erhalten hat.

dynamische Maximalkraft: „Die dynamische Maximalkraft [. . .] ist die höchste Kraft, die das Nerv-Muskel-System bei willkürlicher Kontraktion* innerhalb eines Bewegungsablaufes zu realisieren vermag" (J. Weineck 1980).

E

Effizienz: Wirksamkeit.

EKG (Elektrokardiogramm): Registrierung der elektrischen Herzströme zur Erkennung von Herzerkrankungen, 1. liegend in Ruhe oder 2. auf dem Fahrradergometer unter Belastung.

elektromyographische Untersuchungen: Methode zur Registrierung von Muskelaktivitäten mit Hilfe von Oberflächenelektroden oder aber Nadelelektroden, die in den Muskel eingestochen werden.

Elektrophorese: Bei der Elektrophorese handelt es sich um ein Verfahren, mit dem die Proteine (Eiweiße) des Blutserums* (Albumine, Globuline – siehe auch *Alpha-Fraktionen*) durch Einwirkung eines elektrischen Feldes voneinander getrennt werden können. Mit Hilfe der Elektrophorese der Serumproteine prüft man die Gesundheit des Sportlers. Ist das Resultat unbefriedigend, werden feinere Untersuchungsmethoden eingesetzt.

Elevation: Heben über die Waagerechte.

Enzyme: Enzyme sind Eiweißverbindungen, zu deren Aufgaben die Beschleunigung (Katalysation) chemischer Reaktionen im Körper gehört, die ohne Einwirkung von Enzymen gar nicht oder nur langsam ablaufen würden, z. B. jeder Schritt im Abbau der Nahrung oder im Aufbau von Körpersubstanz.

Enzymsysteme: eine Vielzahl von Enzymen*, die in ihrer Arbeitsdurchführung ineinandergreifen.

Epiphysen: Wachtumszonen des jugendlichen Knochens.

Ernährungsphysiologie: Lehre von den normalen Lebensvorgängen, die mit der Ernährung in Zusammenhang stehen, wie z. B. Nahrungsaufnahme und Verdauung.

Erythrozyten (rote Blutkörperchen): Die roten Blutkörperchen befördern den roten Blutfarbstoff Hämoglobin und sind damit für den Sauerstofftransport im Blut verantwortlich. Krankheitsbedingt können zahlreiche Veränderungen der Erythrozyten vorkommen, z. B. hinsichtlich der Zahl (Anämie), der Größe, der Form oder des Gehaltes an Hämoglobin.

Extension: Streckung.

exzessiv: maßlos, ausschweifend.

F

Fahrradergometer: Fahrrad mit dosierbarem Widerstand und einer Registrierung des Elektrokardiogramms (EKG*) zur Beurteilung der Herz-Kreislauf-Funktion.

Fermentsysteme: siehe *Enzymsysteme.*

Fettfraktionen: Fettanteile.

forcieren: mit Nachdruck vorantreiben; steigern.

FSH (Follikelstimulierendes Hormon): Hormon des Hypophysenvorderlappens (s. a. Hypophyse) mit anregender Funktion auf die Geschlechtsdrüsen. Beim Mann regt dieses Hormon unter anderem die sexuelle Entwicklung und die Samenbildung an (siehe auch LH).

fundiert: begründet, untermauert.

G

genetisch: die Vererbung betreffend.

Gensubstanz: chemische Substanz der Erbfaktoren.

Gesamt-Eiweiß: Zum größten Teil besteht das Gesamt-Eiweiß im Blutserum* aus Albuminen und Globulinen. Krankhafte Eiweißausscheidungen im Harn weisen auf Nierenkrankheiten hin. Da eine erhöhte Ausscheidung jedoch auch nach großen körperlichen Belastungen nachweisbar ist, bedarf es weiterer Untersuchungen, um eine Nierenkrankheit auszuschließen. Veränderungen des Gesamt-Eiweißes im Blutserum weisen auf unterschiedliche Erkrankungen und auf Leberfunktionsstörungen hin.

GLDH (Leberenzym): Die Bestimmung der GLDH im Blutserum* ist für die Leberdiagnostik besonders wertvoll. Für eine genauere Abschätzung der Leberfunktion ist jedoch eine gleichzeitige Bestimmung von GOT*, y-GT und GPT erforderlich.

Glucose: im Blut zirkuliernder Traubenzucker, Blutzucker.

Glukokortikoidtherapie: Heilbehandlung mit Glukokortikoiden. Bei den Glukokortikoiden handelt es sich um Hormone* der Nebennierenrinde, die auf den Stoffwechsel*, insbesondere auf den Eiweiß- und Kohlenhydratstoffwechsel, einwirken. Der wichtigste Vertreter der Glukokortikoide ist das Kortisol. Eine Überfunktion führt zu einem vermehrten Eiweißabbau und einem verstärkten Aufbau von Zucker, vor allem der Glykogendepots* in der Leber (s. auch Kortikoide).

Glykogen: Speicherform des Traubenzuckers bei Überangebot in der Nahrung. Hauptspeicherorgane sind Leber und Muskel.

Gonaden: Geschlechtsdrüsen (Hoden; Eierstöcke).

GOT, GPT, y-GT (Leberenzyme): Die Bestimmung der GOT, GPT, y-GT dient der Überwachung der Leberfunktionen (siehe auch GLDH).

Gynäkomastie: Vergrößerung der Brustdrüsen.

H

Halbwertzeit: siehe *intravasale Halbwertzeit.*

Hämatokrit: Das Blut besteht aus einer Flüssigkeit, dem Blutplasma, und den Blutzellen, die ca. 45 % des Blutvolumens ausmachen. Die Blutzellen nennt man Hämatokrit. Das Hämatokrit wird unterschieden in die roten Blutkörperchen (Erythrozyten), die weißen Blutkörperchen (Leukozyten) und die Blutplättchen (Thrombozyten).

Harnsäure: Die Harnsäure enstammt den mit der Nahrung zugeführten Purinen* und Eiweißkörpern. Ein erhöhter Harnsäurespiegel im Blut ist ein wichtiger Hinweis auf das Bestehen einer Gichterkrankung. Bei der Gicht handelt es sich um eine erbliche Stoffwechselstörung, die durch fleisch- und fettreiche Nahrung, aber auch durch Alkohol gefördert wird.

Harnstoff: Harnstoff ist ein Endprodukt des Eiweißstoffwechsels, wird in der Leber gebildet und mit dem Harn ausgeschieden. In der Leber wird das im Eiweißstoffwechsel entstehende, schädliche Ammoniak in die ungefährliche Form des Harnstoffs überführt und damit entgiftet. Eine Erhöhung des Harnstoffs im Blut läßt auf eine Organschwäche der Niere schließen. Darüber hinaus haben jedoch auch eine proteinreiche Ernährung und Belastung einen Einfluß auf den Harnstoffspiegel.

Hb (Hämoglobin): roter Blutfarbstoff der Erythrozyten (rote Blutkörperchen). Dem Hämoglobin fällt die Aufgabe des Sauerstofftransports im Blut zu.

HbE: Hämoglobingehalt der einzelnen Erythrozyten (rote Blutkörperchen).

HDL-Cholesterin: siehe *Cholesterin*.

Herzfrequenz: Anzahl der Herzschläge pro Minute (beim Kind 130–140; Erwachsene 72–75, beim alten Menschen etwa 80).

Hitze- und Alkalibehandlung: Methode zur Haltbarmachung der Nahrungskonzentrate.

Hormone: Ebenso wie das Nervensystem dienen die Hormone der Informationsübertragung im Organismus. Während die Nerven jedoch auf sehr schnell ablaufendem elektrochemischem Wege Informationen übertragen, wirken Hormone auf rein chemischem Wege schon in kleinsten Mengen. Sie müssen in den Organismus ausgeschüttet und über das Blut transportiert werden. Für bestimmte Hormonwirkungen (z. B. Insulin – Einlagerung des Blutzuckers in Zellen und Geweben) sind auch immer nur bestimmte Gewebe Empfänger.

Hormonstatus: der augenblickliche Zustand zum Zeitpunkt der Hormonmessung.

Hypertrophie: siehe *Muskelhypertrophie*.

Hypophyse (Hirnanhangdrüse): Die Hirnanhangdrüse nimmt eine Schlüsselstellung unter den Drüsen ein, da von hier aus in Zusammenarbeit mit dem Kleinhirn fast alle anderen Drüsen gesteuert werden. Man unterscheidet einen Hypophysenvorderlappen und -hinterlappen. Zu den Hormonen des Hypophysenvorderlappens gehören unter anderem die Hormone FSH* und LH* (siehe Abb. S. 109).

Hypophysen-Hoden-Funktion: Für einen reibungslosen Ablauf des Stoffwechsels* müssen die Hormone* untereinander fein abgestimmt sein. Die Hormondrüsen, in diesem Fall die Hypophyse* und die Keimdrüsen (Hoden), arbeiten immer in enger Beziehung zueinander (FSH*, LH* – Testosteron*).

I

i. m.: Abk. für intramuskulär (in den Muskel).

Indikation: Heilanzeige, Grund zur Anwendung eines Medikaments.

Injektion: Einspritzung.

injizieren: einspritzen.

Insulinsekretion: Ausschüttung des Hormons Insulin, das in der Bauchspeicheldrüse produziert wird (siehe auch *Diabetes*).

Intention: Absicht, Vorhaben.

Intoleranzsymptome: Krankheitszeichen, die auf die Abneigung des Organismus gegenüber unverträglichen Medikamenten zurückzuführen sind.

intramuskulär: in den Muskel.

intravasale Halbwertzeit: diejenige Zeit, in der die Erhöhung der Enzym*-Aktivitäten (z. B. Aldolase, GOT, GPT oder y-GT) im Blutserum* auf die Hälfte reduziert ist.

in Trockensubstanz: siehe *Trockensubstanz.*

Inzidenz: statistische Erkrankungshäufigkeit. Die Anzahl der Personen, die im Verlauf eines bestimmten Zeitraumes an einer bestimmten Krankheit erstmals erkranken in Bezug gesetzt zur untersuchten Bevölkerungsgruppe.

irreversibel: nicht rückgängig zu machen. Ggs.: reversibel.

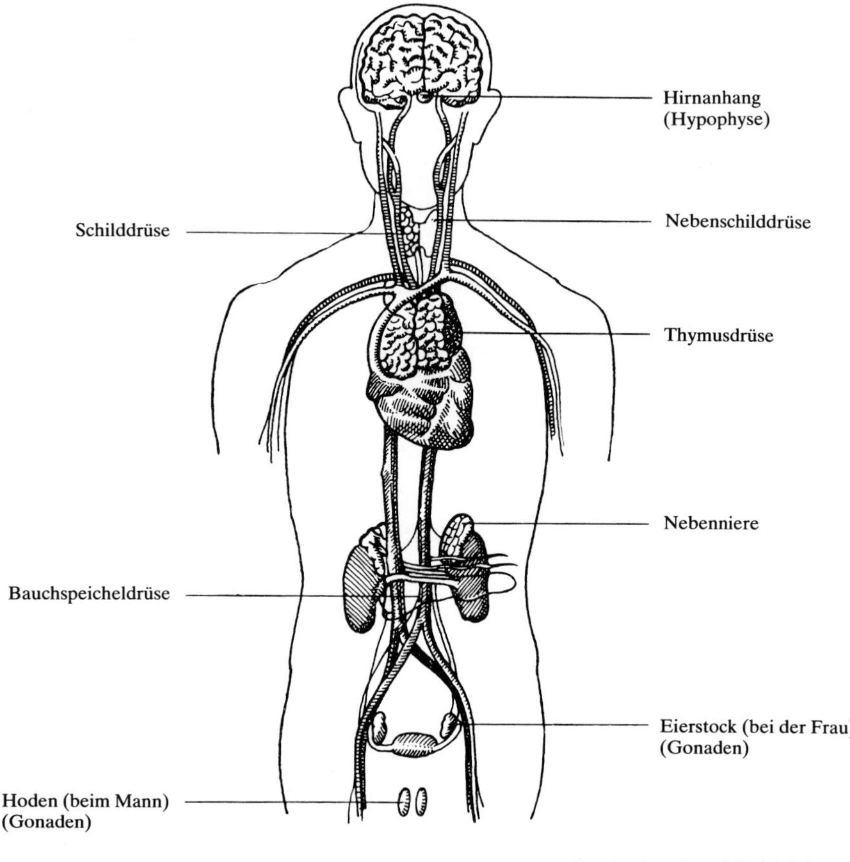

Abb. 41: Hormonproduzierende Drüsen. (Aus: J. Nöcker, Physiologie der Leibesübungen, Stuttgart 1980)

K

Kaliper: Gerät zur Messung der Körperumfänge.

Kalium: Kalium spielt eine zentrale Rolle bei der Muskelkontraktion (Zusammenziehung des Muskels). Ein Kaliummangel führt demnach zu gestörten Muskelfunktionen bis hin zur völligen Lähmung. Zu erwarten sind darüber hinaus auch Funktionsstörungen des Herzens.

Kalzium: siehe *Calcium.*

kardiovaskuläres System: Herz-Gefäße-System.

katabole Prozesse: den Eiweißabbau betreffende Vorgänge. Ggs.: anabole (eiweißaufbauende) Prozesse.

Keimdrüsenhormone: im Hoden produzierte männliche Geschlechtshormone (Androgene) bzw. in den weiblichen Eierstöcken produzierte Hormone.

klinische Untersuchung: Untersuchung im Krankenhaus.

Klitorishypertrophie: penisartige Vergrößerung des Kitzlers.

kompensieren: ausgleichen.

komplementäre Relation: sich gegenseitig ergänzende Beziehung.

konsultieren: (ärztlichen) Rat einholen.

kontraindiziert: Gegenanzeige; Grund, ein Medikament nicht anzuwenden.

Kontraktion: Zusammenziehung eines Muskels.

kontrovers: entgegengesetzt, gegeneinander gerichtet.

Körperkalium: siehe *Kalium.*

Korrelation: Aufeinanderbezogensein; in Wechselbeziehung stehen.

korrelieren: übereinstimmen.

Kortikoide: Hormone der Nebennierenrinde (Kortisol).

Kortisolkonzentration: Gehalt an Kortisol, einem Hormon der Nebennierenrinde, das bei zu hoher Konzentration zum Eiweißabbau führt und Glykogendepots* in der Leber aufbaut.

L

Lactat (Milchsäure): Zwischenprodukt des Zellstoffwechsels; führt bei hoher Belastung zur Übersäuerung des Muskels (siehe auch *alkalisierende Wirkung*).

LDL-Cholesterin: siehe *Cholesterin*.

Leberglykogen: siehe *Glykogen*.

Lethargie: körperliche und seelische Trägheit; Gleichgültigkeit.

Leukozyten (weiße Blutkörperchen): Zu den Aufgaben der Leukozyten gehört unter anderem die Immunabwehr. Eine Zunahme der weißen Blutkörperchen weist auf akute und chronische Infektionen hin. Andererseits führt jedoch auch körperliche Belastung zu einer wenn auch nur kurzfristigen Zunahme der Leukozyten, ohne daß eine Erkrankung vorliegt.

LH (luteinisierendes Hormon): Hormon des Hypophysenvorderlappens* mit geschlechtsdrüsenanregender Wirkung. LH ist beim Mann in erster Linie wirksam auf die Testosteronbildung sowie die Geschlechts- und Muskelentwicklung.

Libido: Begierde, Geschlechtstrieb.

limitieren: begrenzen.

lokalisieren: 1) örtlich beschränken, begrenzen; 2) örtlich bestimmen, festlegen.

Lysin: essentielle Aminosäure*.

M

manifestieren: offenbar, sichtbar werden.

maskulin: männlich.

Membran: (zarte) Haut; Grenzfläche; eine Zellwand, die eine Zelle von der Nachbarzelle abgrenzt, dabei jedoch einen Stoffaustausch zuläßt.

Menstruation: Regel, monatliche Regelblutung der Frau.

Metabolismus: siehe *Stoffwechsel.*

Metenolonacetat: Bezeichung für den Wirkstoff des Präparates „Primobolan".

Metenolonenantat: Bezeichung für den Wirkstoff des Präparates „Primobolan-Depot".

17-methylierte-anabole Steroide: siehe *17-alpha-alkylierte Steroide.*

morphologische Veränderungen: Veränderungen der äußeren Gestalt.

Muskelatrophie: Muskelschwund.

Muskelhypertrophie: Muskelwachstum.

Myoglobin (roter Muskelfarbstoff): dient dem Muskel als Sauerstoffspeicher.

myotrop: auf Muskeln einwirkend; eiweißaufbauend.

N

Natrium: Die Zufuhr erfolgt vor allem in Form des Kochsalzes (Natriumchlorid). Natrium ist das wichtigste Mineral des Raumes außerhalb der Zelle (Ggs.: Kalium – innerhalb der Zelle).

negative Stickstoffbilanzphase: siehe *Stickstoffbilanz.*

Niveau: siehe *Statistik.*

Normalkost: Kost ohne Ergänzung von Nahrungskonzentraten.

19-Nor-Testosterondecanoat: Bezeichnung für den Wirkstoff des Präparates „Deca-Durabolin".

O

Ökonomie: Wirtschaftlichkeit; sparsames Umgehen mit etwas.

optimierte Tests: Vereinheitlichung klinisch-chemischer Untersuchungsmethoden, um möglichst weltweit vergleichbare Ergebnisse zu erhalten.

Orthopädie: Lehre von der Entstehung, Verhütung und Behandlung angeborener Fehler in Form oder Funktion des Bewegungsapparates (Gelenke, Bänder, Muskeln).

orthopädisch: die Orthopädie* betreffend.

P

Parameter: Funktiongröße zur Beurteilung einer Situation.

pathologisch: krankhaft.

Permeabilität: Durchlässigkeit, z. B. von Membranen*.

Pharmaka: Arzneimittel.

pharmakologisch: unter Anwendung von Medikamenten.

Phosphat: Aufgenommen werden Phosphate (Salze) in Form von Fleisch, Milch, Getreide, Obst und Gemüse. Phosphate sind z. B. die sogenannten „energiereichen Phosphate" ATP* und Kreatinphosphat.

physiologisch: normal, der Gesundheit entsprechend.

physisch: körperlich.

Placebos: Scheinmedikamente.

potentiell: möglich, denkbar.

ppm: Toleranzgrenzen werden in ppm (parts per million) angegeben. 1 ppm = 1 mg Wirkstoff je kg Lebensmittel.

Probanden: Testpersonen.

prophylaktisch: vorbeugend.

Prostata: Vorsteherdrüse; Organ, das den Anfang der männlichen Harnröhre umgibt. Die Prostataflüssigkeit wird dem Samen beim Samenerguß beigemischt und wirkt bewegungsauslösend auf die Spermien.

Prostatakarzinom: Vorsteherdrüsenkrebs.

Protein: Eiweiß.

psychologisch: seelisch.

psychisch: seelisch.

Pubertät: Entwicklungsphase eines jungen Menschen; Mädchen zwischen 10 und 16 Jahren, Jungen zwischen 12 und 17 Jahren.

Purin: Purine sind in den Kernsäuren des Fleisches, des Geflügels und des Fisches enthalten und werden im Stoffwechsel zu Harnsäure* abgebaut.

Pyruvat: Zwischenprodukt des Kohlenhydratstoffwechsels.

R

Reduktion: Verminderung.

Rekrutierung: siehe *umlaufende Rekrutierung*.

rektale Untersuchung: Untersuchung des Mastdarmes und der mit dem Finger erreichbaren Organe des kleinen Beckens.

Relation: Beziehung.

Retention: siehe *Wasserretention.*

reversibel: umkehrbar, zurückbildungsfähig (Gegensatz: irreversibel).

Ruhe-EKG: siehe *EKG.*

Ruptur: siehe *Sehnenruptur.*

S

Sehnenruptur: Sehnenabriß.

Sekret: von einer Drüse produzierter Stoff (Speichel, Hormone).

Sekretion: Absonderung von Sekreten*.

Selbstmedikamentation: Selbstversorgung mit Medikamenten ohne ärztliche Beratung.

Serin: essentielle Aminosäure*.

Serum: siehe *Blutserum.*

signifikant: siehe *Statistik.*

simultan: gleichzeitig.

Skelettmuskulatur: willkürlich beeinflußbare Muskeln, die das Knochenskelett bewegen; Ggs.: glatte, willkürlich nicht beeinflußbare Muskulatur, z. B. Muskulatur der Blase.

Spermatozoen-Dichte: Anzahl der Samenfäden in der Samenflüssigkeit.

spezifisch dynamische Stoffwechselwirkung: Allein durch die Zufuhr von Nährstoffen wird je nach Art und Menge der zugeführten Lebensmittel sowohl der Sauerstoffverbrauch als auch der Energieumsatz erhöht. Dieses Phänomen wird als spezifisch dynamische Stoffwechselwirkung der Nahrungsmittel bezeichnet. Ein gewisser Prozentsatz des Brennwertes (kcal) geht also bereits für die Verstoffwechselung verloren. Die spezifisch dynamische Wirkung beträgt bei den Proteinen 14 bis 16 %, bei den Kohlenhydraten 5 bis 6 % und bei den Fetten 2 bis 3 %.

standardisiert: vereinheitlicht.

Statistik: Mit Hilfe der Statistik können Ergebnisse einer Stichprobe (z. B. 10 Versuchspersonen) auf ihre Allgemeingültigkeit hin überprüft werden. Ein spezieller statistischer Test ist der Student´s t-test, mit dem sich die Wahrscheinlichkeit errechnen läßt, mit der die Ergebnisse falsch sind. Ist ein Ergebnis beispielsweise auf dem Niveau 0,05 signifikant, beträgt die Irrtumswahrscheinlichkeit nur 5 %. Mit anderen Worten ist das Ergebnis mit 95%iger Wahrscheinlichkeit auch für die Allgemeinheit zutreffend.

Steroide: siehe *anabole Steroide.*

Steroidhormone: zu den Steroidhormonen gehören auch die Geschlechtshormone (Androgene, Östrogene).

Stickstoffbilanz: Im Gegensatz zu den Kohlenhydraten und Fetten besteht das Eiweiß neben Kohlenstoff und Wasser noch aus Stickstoff. Die Stickstoffbilanz zeigt, in welchem Verhältnis die Zufuhr von Stickstoff in der Nahrung zur Abgabe von Stickstoff im Harn steht. Bei einer positiven Stickstoffbilanz wird mehr Stickstoff zugeführt als ausgeschieden (anaboler Prozeß*). Bei einer negativen Stickstoffbilanz wird mehr Stickstoff ausgeschieden als aufgenommen (kataboler Prozeß*).

Stickstoffretention: Zurückhaltung von Stickstoff im Körper (positive Stickstoffbilanz*; anaboler Prozeß*).

Stoffwechsel: Die gesamten Vorgänge des Abbaus und der Umwandlung von Nahrungsmitteln und Sauerstoff sowie der Zerfall und Ersatz der Körperbestandteile (Zellen). *Energiestoffwechsel:* Lieferung der Energie aus Kohlenhydraten und Fetten, unter Umständen auch aus Aminosäuren*. *Baustoffwechsel:* Ersatz und Neuaufbau von Körperbestandteilen (z. B. Muskelzellen).

strukturell: den inneren Aufbau (des Muskels) betreffend.

strukturieren: mit einer inneren Gliederung versehen.

Student´s t-Test: siehe *Statistik.*

sukzessiv: nach und nach.

Supinationsstellung: Auswärtsdrehung.

synthetisch: künstlich hergestellt.

T

Talgdrüsensekretion: siehe *Sekretion.*

Testosteron: stärkstes, natürliches, männliches Geschlechtshormon (Androgen).

Therapeutika: Heilmittel.

therapeutische Dosierung: (vom Hersteller vorgegebene) Dosierung eines Medikaments zur Behandlung von Kranken.

Thorax: Brustkorb.

Traumen: Verletzungen, Wunden.

Triglyceride: Das mit der Nahrung aufgenommene Neutralfett nennt man exogene Triglyceride. Die im Körper, namentlich im Fettgewebe und in der Leber, zum größten Teil aus Kohlenhydraten gebildeten Neutralfette werden als endogene Triglyceride bezeichnet. Gespeichert werden die Triglyceride als Energiereserve in den Fettdepots. Auf Abruf stehen sie dem Organismus als freie Fettsäuren und freies Glyzerin zur Verfügung. Ein erhöhter Triglyceridespiegel im Blutserum* ist ein ernst zu nehmender Risikofaktor der Arteriosklerose* und des Herzinfarktes.

Trockensubstanz: Masse einer Substanz, die nach völligem Wasserentzug zurückbleibt.

U

Urologe: Facharzt für Krankheiten der Harnorgane.

umlaufende Rekrutierung: Einbeziehung aller Muskelfasern in die Bewegung.

Übersäuerung: siehe *alkalisierende Wirkung.*

V

Virilisierung: Vermännlichung.

Vorsteherdrüse: siehe *Prostata.*

W

Wasserretention: Rückhaltung von Wasser im Körper.

Wertigkeit: siehe *biologische Wertigkeit.*

Z

zykluslabil: Frauen mit unregelmäßiger Menstruation*.

Zytostatika: Medikamente, die das Zellwachstum hemmen; zur Behandlung bösartiger Krankheiten, jedoch mit gravierenden Nebenwirkungen.

Literaturverzeichnis

[1] *M. Adler,* Grundüberlegungen zur Ethik im sogenannten Doping-Problem, Dt. Zeitschrift für Sportmedizin 43 (1992) 10.

[2] *A. Aigner,* Anabolika im Sport, Österreichisches Journal für Sportmedizin 9 (1979) 1.

[3] *G. Ariel,* Anabole Steroide und die Muskelkontraktionskraft, Leistungssport (1973) 1.

[4] *G. Ariel – W. Saville,* Anabole Steriode: Die physiologischen Wirkungen von Placebos, Leistungssport (1973) 1.

[5] *H. J. Arndt,* Stimmstörungen nach Behandlung mit androgenen Hormonen, Münchener Med. Wochenschrift 116 (1974).

[6] *J. von Beschwitz,* Doping im Sport unter besonderer Berücksichtigung der Anabolika, Münster, unveröffentlichte Examensarbeit, Fb. Sportmedizin (1980).

[7] *F. Beuker,* War er selbst schuld? Ein medizinischer Nachruf zum Tode von Mohamed Benaziza, 288 (1992) 12.

[8] *J. R. Bierich,* Die klinische Anwendung anabolischer Steroide, Monatsschrift für Kinderheilkunde 114 (1966) 8.

[9] *Boehringer Mannheim GmbH,* Test-Fibel (1975).

[10] *D. Clasing,* Doping – und kein Ende?, Deutsche Zeitschrift für Sportmedizin 43 (1992) 3.

[11] *E. Deuser,* Die Gesundheit des Sportlers, Düsseldorf-Wien (1977).

[12] *W. Diebschlag,* Die optimale Ernährung für Sportler, Leistungssport 15 (1985) 1.

[13] *Dt. Gesellschaft f. Klinische Chemie,* Standardisierung v. Methoden zur Bestimmung von Enzymaktivitäten in biol. Flüssigkeiten, Zeitschrift für klin. Chemie u. klin. Biochemie 10 (1972).

[14] *M. Donike,* Anabolika im Sport, Bild der Wissenschaft (1979) 1.

[15] *M. Donike,* Doping, das Pharmakon im Sport, in: Zentrale Themen der Sportmedizin, herausgeben von W. Hollmann, Berlin-Heidelberg-New York 1977.

[16] *M. Donike,* Zum Problem des Nachweises der anabolen Steroide: Gas-chromatographische und massenspezifische Möglichkeiten, Sportarzt und Sportmedizin 26 (1975) 1.

[17] *M. Donike,* Aktuelle Probleme des Dopings im Leistungssport, Leistungssport 1 (1992).

[18] *M. Eisinger – C. Leitzmann,* Ernährung und Sport – eine Übersicht, Deutsche Zeitschrift für Sportmedizin 43 (1992) Sonderheft Sport und Ernährung.

[19] *K. Fischinger,* Wirkungen von anabolen Steroiden auf die Leistungsfähigkeit, Herzfrequenz und die Blutspiegel von Laktat, Pyruvat und Glucose bei Körperarbeit, Freiburg (Breisgau) Univ. Med. Fak. Diss. 1972.

[20] *S. D. Fraisier,* Androgens and Athlets, American Journal of deseases of the child 125 (1973).

[21] *D. L. Freed – A. J. Banks – D. Longson – D. M. Burley,* Anabolic Steroids in Athletics: Crossover Double-blind Trial on Weightlifters, British Medical Journal 2 (1975).

[22] *H. J. Gottstein,* Der Einfluß von anabolen Hormonen auf die Leistungsfähigkeit und den Stoffwechsel bei Gewichthebern, Freiburg (Breisgau) Univ. Med. Fak. Diss. 1972.

[23] *H. Groh,* Einige grundsätzliche Fragen zur Muskelkraftmessung, Sportarzt und Sportmedizin 24 (1973) 11.

[24] *G. Haralambie,* Einführung in die Sportbiochemie, Freiburg 1982, 1. Auflage.

[25] *F. C. Hatfield,* Bewegungslehre, Sportrevue 186 (1984) 6.

[26] *F. C. Hatfield,* Bodybuilding. A scientific approach, Chicago 1984.

[27] *F. C. Hatfield,* The complete guide to power training, published by Fitness Systems 1983.

[28] *G. R. Hervey et. al.,* „Anabolic" Effects of Methandienone in men undergoing Athletics Training, The Lancet (1977) 7988.

[29] *W. Hollmann,* 15 Jahre danach – Analyse des Anti-Doping-Symposions des Deutschen Sportärztebundes 1977 – was traf zu, was war falsch, was änderte sich?, Deutsche Zeitschrift für Sportmedizin 43 (1992) 6.

[30] *W. Hollmann – Th. Hettinger,* Sportmedizin – Arbeits- und Trainingsgrundlagen, Stuttgart-New York 1980, 2. Auflage.

[31] *B. Hook* auf dem Dermatologiekongreß 1990 in Hannover, zitiert in: Deutsche Zeitschrift für Sportmedizin 41 (1990) 10.

[32] *K. D. Hüllemann,* Leistungmedizin – Sportmedizin, Stuttgart 1976.

[33] *S. Israel,* Spitzensport – hochgradige Adaptation – Spezialnorm, Leistungssport 1 (1992)

[34] *L. C. Johnson – J. P. O´Schea,* Anabole Steroide und ihre Auswirkung auf die Kraftentwicklung, Leistungssport (1973) 1.

[35] *P. Karlson,* Biochemische Wirkungsweise der Hormone, Deutsche Medizinische Wochenschrift 86 (1961) 14.

[36] *J. Keul – W. Kindermann,* Leistungsfähigkeit und Schädigungsmöglichkeit bei Einnahme von Anabolika, Leistungssport 6 (1976) 2.

[37] *W. Kieser,* Leistungsfähiger durch Krafttraining. Eine Anleitung für Fitness-Sportler, Trainer und Athleten, Niedernhausen/Ts. 1982.

[38] *R. Kleinen,* Vergleichende Untersuchungen über die Wirksamkeit verschiedener anaboler Steroide, Freiburg (Breisgau) Univ. Med. Fak. Diss. 1973.

[39] *J. Kleinebrecht,* Arzneimittel in der Schwangerschaft, Stuttgart 1982.

[40] *D. Kleinmann,* Sportmedizin für die Praxis aus allgemeiner, internistischer und physiotherapeutischer Sicht, Stuttgart 1980.

[41] *H. K. Kley – H. L. Krüskemper,* Androgene. Biochemie, Wirkungsweise, Therapeutische Anwendung, Med. Klinik. 68 (1973) 10.

[42] *P. Konopka,* Sport – Ernährung – Leistung. Die modernen wissenschaftlichen Erkenntnisse und ihre Anwendung auf die Praxis, Würzburg 1983, 3. Auflage.

[43] *A. Krüger – D. Strathmann,* Einfluß vermehrter Eiweißabgabe auf Kraft- und Ausdauerleistungsfähigkeit, Leistungssport (1975) 1.

[44] *A. Krüger,* Aktuelles in Kürze, Leistungssport 1 (1992).

[45] *H. L. Krüskemper,* Anabole Steroide. Biochemie und Klinik, Monographien in zwangloser Folge, herausgegeben von G. Weitzel und N. Zöllner, Stuttgart 1963.

[46] *A. Mader,* Anabolika im Hochleistungssport, Leistungssport 7 (1977) 2.

[47] *H. de Marees,* Sportphysiologie, in: Medizin von heute, Band 10, 1976.

[48] *K. – J. Moch,* Proteinbedarf im Leistungssport, Leistungssport 10 (1990) 3.

[49] *R. Müller – W. Hollmann,* Akute Lipoproteinbeeinflussung durch ein anaboles Steroid bei Kraftsportlern, Deutsche Zeitschrift für Sportmedizin 39 (1988) Sonderheft.

[50] *J. Nöcker,* Physiologie der Leibesübungen für Sportlehrer, Trainer, Sportstudenten, Sportärzte, Stuttgart 1980, 4. neubearb. Auflage.

[51] *P. Nowacki,* Doping, Physiotheraphie 66 (1975) 9.

[52] *A. H. Payne,* Anabolic Steroids in Athletics for the Rise of the Mediocrity, Britisch Journal of Sports Medicine 9 (1976) 2.

[53] *L. Prokop,* Eiweiß für den Leistungssportler, Wien 1971.

[54] *W. Pschyrembel,* Klinisches Wörterbuch mit klinischen Syndromen und Normina Anatomica, 254. neubearbeitete Auflage, Berlin-New York 1982.

[55] *G. H. Reinhard,* Wirkungen und Nebenwirkungen anaboler Steroide auf den gesunden Sportlerorganismus unter besonderer Berücksichtigung des antigonadotropen Effektes, Köln Uni. Med. Fal. Diss. 1977.

[56] *B. Reynolds – A. Busek,* Bewegungslehre, Sportrevue 182 (1984) 2.

[57] *B. Reynolds,* Bewegungslehre, Sportrevue 186 (1984) 6.

[58] *D. Rosseck – H. Mellerowisc,* Nebenwirkungen der Anabolika, Österreichische Leichtathletik 9 (1971) 1/2.

[59] *G. Schwarz – V. Teich,* Der Einfluß einer zusätzlichen Eiweißernährung auf den Muskel- und Kraftzuwachs während eines dreiwöchigen isometrischen Muskeltrainings, Sportarzt und Sportmedizin (1975) 5.

[60] *R. J. Shepard – D. Killinger – T. Fried,* Responses to Substained Use to Anabolic Steroid, British Journal of Sports Medicine 11 (1977) 4.

[61] Schön muskulös, aber tot. *Der Spiegel* 47 (1993) 5.

[62] *B. Stamford – R. Moffatt,* Anabolic Steroid: Effectiveness as an ergogenic aid to experienced weight trainers.

[63] *Ständige Kommission zur Überwachung der Doping-Kontrollen außerhalb des Wettkampfs,* Das Doping-Kontroll-System (DKS), Leistungssport 1 (1992).

[64] *M. Steinbach,* Zum Dopingproblem, in: Rekorde aus der Retorte. Leistungssteigerung im modernen Hochleistungssport, herausgegeben von H. Acker, Stuttgart 1972.

[65] *S. B. Stromme – H. D. Meen – A. Aakvaag,* Effects of an andogenic-anabolic steroid on strength development and plasmatestosteron levels in normal males, Medicine and Science in Sports 6 (1974) 3.

[66] *S. Szabo-Walstab – J. Szechenyi,* Die Veränderungen einiger physiologischer Parameter und des Sportergebnisses nach der Einnahme von anabolen Steroiden und konzentriertem Eiweiß, Österreichisches Journal f. Sportmedizin (1972).

[67] *M. A. Tarnopolosky – J. D. McDougall – S. A. Atkinson,* Influence of protein intake and training status on nitrogen balance and lean body mass, Journal Appl. Pysiol. 64 (1988).

[68] *J. Weineck,* Sportanatomie, 2. erw. u. völlig neu bearb. Auflage, Erlangen 1981.

[69] *J. Weineck,* Optimales Training. Leistungsphysiologische Trainingslehre unter Berücksichtigung des Kinder- und Jugendtrainings, Erlangen 1980.

[70] *M. Win-May – M. Mya-Tu,* The effect of anabolic steroids on physical fitness, Journal of Sports Medicine and Physical Fitness 15 (1975).

[71] *H. Witting,* Statistische Berechnung nach Student´s t-Test / Mathematische Statistik. Eine Einführung in Theorie und Methoden, Stuttgart 1978, 3. Auflage.

[72] *M. Yessis*, Bewegungslehre, Sportrevue 184 (1984) 4.

[73] *M. Yessis*, Bewegungslehre, Sportrevue 186 (1984) 6.

[74] *M. Yessis*, Bewegungslehre, Sportrevue 182 (1984) 2.

[75] *R. Zeidler*, Doping im Sport – Probleme bei der Anwendung von Anabolika, Physiotherapie (1980) 6.

[76] Zur Diskussion gestellt: Darf über Studien zur Wirksamkeit von Dopingsubstanzen berichtet werden?, Deutsche Zeitschrift für Sportmedizin 42 (1991) 9.

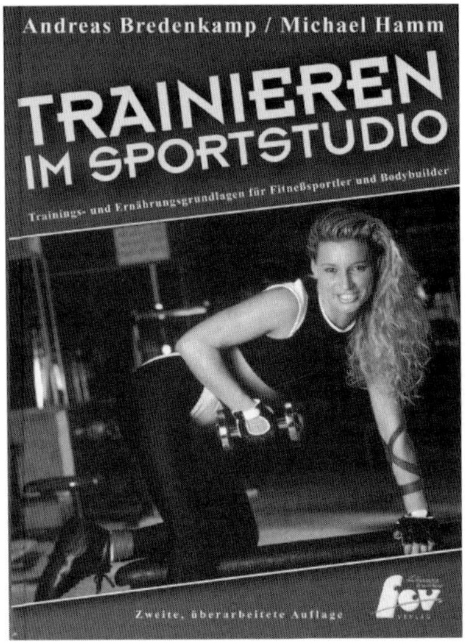

Trainieren im Sportstudio

Dieses aktuelle, locker geschriebenen und leicht verständliche Sportfachbuch beantwortet alle Trainings- und Ernährungsfragen aus dem allgemeinen Fitneßbereich bis zum Leistungssport. Für Männer und Frauen. Neben grundlegenden Kapiteln zum Aufbau von Trainings- und Ernährungsprogrammen liefert es spezielle Hinweise für Wettkampfsportler ebenso wie Tips zur Beseitigung von Haltungsschwächen. *Trainieren im Sportstudio* ist gedacht als ein verläßlicher Begleiter für jeden Trainierenden, vom ersten Gang ins Studio bis hin zum selbstgesteckten Ziel.

Hardcover, 271 Seiten, 67 farbige Fotos, 41 Abb., 28 Tabellen, ISBN 3-928148-12-5, Preis 49,80 DM

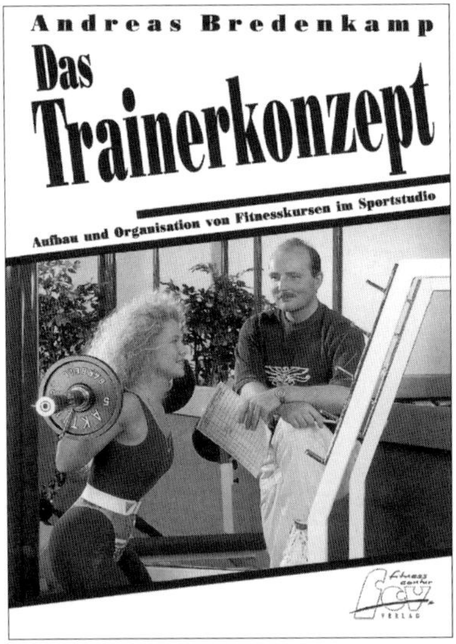

Das Trainerkonzept

Bereits in der zweiten Hälfte der 80er Jahre stellte Andreas Bredenkamp Überlegungen zur Trainerarbeit im Fitneßstudio an – zum Wohle des Trainiers und seiner Mitglieder. Seitdem schuf er in Zusammenarbeit mit namhaften Sportstudios in Deutschland ein System, das die Mitgliederbetreuung zu einer professionellen Dienstleistung macht. Sein Konzept richtet sich an Menschen, die diese Anforderungen in der Fitneßwirtschaft umsetzen wollen.

Hardcover, 167 Seiten, ISBN 3-928148-08-7, Preis 39,80 DM

Das Ernährungssystem

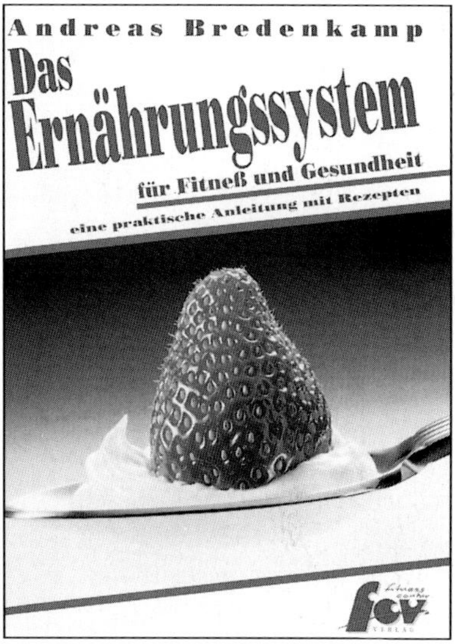

Können Sie sich vorstellen, daß Sie durch die Bikinidiät auch die Bikinifigur bekommen? Oder glauben Sie daran, daß man sein Fett wegrubbeln, wegschmelzen oder absaugen lassen kann? Wahrscheinlich nicht, denn wenn es so einfach wäre, schlank zu werden, dann müßte man sich fragen, warum überhaupt noch jemand mit einem Gramm Fett zuviel herumläuft. Andreas Bredenkamp räumt auf mit verbreiteten Märchen, unterzieht die üblichen Diäten einer kritischen Analyse und empfiehlt ein modernes Ernährungsprogramm für eine sportliche und schlanke Figur. Das Buch bietet eine praktische Anleitung mit alltagstauglichen Rezepten.

Hardcover, 320 Seiten, 15 farbige Abbildungen, 248 Rezepte, ISBN 3-928148-03-6, Preis 39,50 DM

Biomechanik für Nicht-Biomechaniker

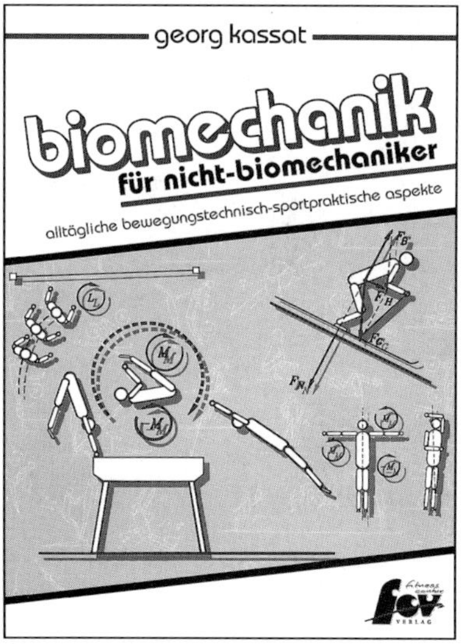

Dieses Buch will die alltägliche Biomechanik der Sportpraxis Sportlehrern, Trainern, Übungsleitern, Sportstudierenden und Schülern im Leistungskurs Sport zugänglich machen. Besondere Vorkenntnisse für das Verständnis sind nicht erforderlich. Beabsichtigt ist auch eine kritische Auseinandersetzung mit einem häufig oberflächlichen Gebrauch biomechanischer Begriffe und Sachverhalte in der Sportpraxis, durch den Nicht-Biomechaniker eher irritiert als informiert werden. Verfasser dieses Buches ist Georg Kassat, Professor für Biomechanik und Bewegungslehre an der Westfälischen-Wilhelms-Universität in Münster.

Hardcover, 209 Seiten, 149 Abbildungen, ISBN 3-928148-06-0, Preis 48,00 DM

Über den Autor

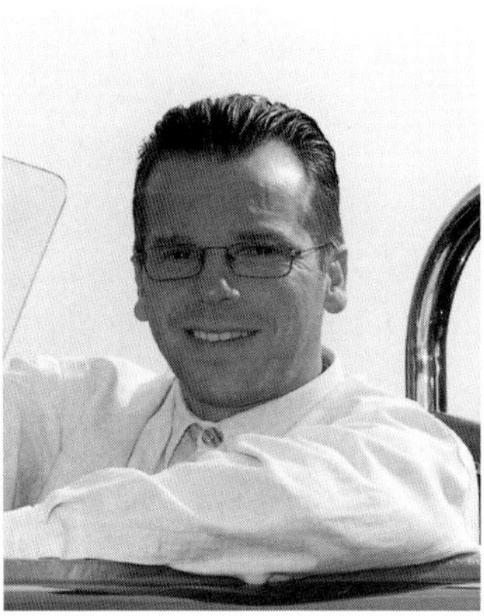

Andreas Bredenkamp (Jahrgang 1959)

Sportstudium an der Universität Münster mit den Schwerpunkten Trainingslehre und Sportmedizin. Eigene Untersuchungen zu den Themen Fehleranalyse im Training sowie zur Wettkampfvorbereitung von Bodybuildern. Seine Arbeit über Proteinernährung und Anabolika ist zweisprachig veröffentlicht und wurde 1988 in die Datenbank des Bundesinstituts für Sportwissenschaft aufgenommen. Während seiner Ausbildung sammelte er praktische Erfahrungen als Trainer in einem Fitneßcenter.

Er ist tätig als Sportreferent, Buchautor und Verleger und schreibt Sportartikel auf freier Autorenbasis für mehrere Fachzeitschriften. Ferner arbeitet er als Dozent für Trainingslehre auf Fachseminaren des Deutschen-Sportstudio-Verbandes. Ehrenamtlich engagiert er sich als lizensierter Kampfrichter des NRW-Bodybuilding und Kraftsport Verband e. V.

Sportliche Laufbahn: Er entwarf ein Trainings- und Ernährungsprogramm, das ihm 1984 zum Sieg beim Ostwestfalenpokal im Bodybuilding verhalf.

Im gleichen Jahr wurde er Südwestdeutscher Meister, 1985 NRW-Landesmeister und Deutscher Vizemeister sowie Deutscher Meister 1986.